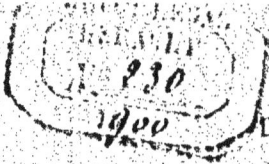

Docteur Charles TOUREN

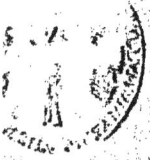

Des

# Ramollissements
# corticaux
## extra-rolandiques

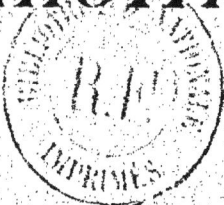

MONTPELLIER
GUSTAVE FIRMIN ET MONTANE

DES

# RAMOLLISSEMENTS CORTICAUX
## EXTRA-ROLANDIQUES

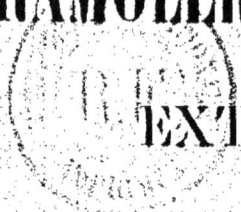

PAR

## Charles TOUREN

DOCTEUR EN MÉDECINE

ANCIEN EXTERNE DES HOPITAUX DE MONTPELLIER
(CONCOURS 1896)

MONTPELLIER
IMPRIMERIE Gustave FIRMIN et MONTANE
Rue Ferdinand-Fabre et Quai du Verdanson

1900

# PERSONNEL DE LA FACULTÉ

MM. MAIRET (✲) . . . . . . . . . Doyen
HAMELIN (✲) . . . . . . . . . Assesseur

## Professeurs

Hygiène . . . . . . . . . . . . . . . . . . MM. BERTIN-SANS. ✲
Clinique médicale . . . . . . . . . . . . . . GRASSET (✲)
Clinique chirurgicale . . . . . . . . . . . . TEDENAT.
Clinique obstétric. et gynécol . . . . . . . . GRYNFELT.
— — ch. du cours, M. Puech.
Thérapeutique et matière médicale . . . . HAMELIN (✲).
Clinique médicale . . . . . . . . . . . . . CARRIEU.
Clinique des maladies mentales et nerv. MAIRET (✲).
Physique médicale . . . . . . . . . . . . . IMBERT
Botanique et hist. nat. méd . . . . . . . . GRANEL.
Clinique chirurgicale . . . . . . . . . . . . FORGUE.
Clinique ophtalmologique . . . . . . . . . TRUC.
Chimie médicale et Pharmacie . . . . . VILLE.
Physiologie . . . . . . . . . . . . . . . . HEDON.
Histologie . . . . . . . . . . . . . . . . VIALLETON.
Pathologie interne . . . . . . . . . . . . DUCAMP.
Anatomie . . . . . . . . . . . . . . . . . GILIS.
Opérations et appareils . . . . . . . . . ESTOR.
Microbiologie . . . . . . . . . . . . . . RODET.
Médecine légale et toxicologie . . . . . SARDA.
Clinique des maladies des enfants . . . . BAUMEL.
Anatomie pathologique . . . . . . . . . . BOSC

*Professeurs honoraires:* MM. JAUMES, DUBRUEIL (✲), PAULET (O. ✲).

## Chargés de Cours complémentaires

Accouchements . . . . . . . . . . . . . . . MM. VALLOIS, agrégé.
Clinique ann. des mal. syphil. et cutanées BROUSSE, agrégé.
Clinique annexe des mal. des vieillards . . VIRES, agrégé.
Pathologie externe . . . . . . . . . . . . IMBERT L., agrégé.
Pathologie générale . . . . . . . . . . . . RAYMOND, agrégé.

## Agrégés en exercice

| MM. BROUSSE | MM. PUECH | MM. RAYMOND |
|---|---|---|
| RAUZIER | VALLOIS | VIRES |
| LAPEYRE | MOURET | IMBERT |
| MORTESSIER | GALAVIELLE | BERTIN-SANS |
| DE ROUVILLE | | |

M. H. GOT, *secrétaire.*

## Examinateurs de la Thèse

| MM. GRASSET (✲), *président.* | MM. BROUSSE, *agrégé.* |
|---|---|
| BAUMEL, *professeur.* | RAUZIER, *agrégé.* |

A la mémoire de mes grands-pères

## Le Docteur Guillaume TOUREN

et

## Le Docteur Jean FUZIER

A mon Père

## Le Docteur Léopold TOUREN

# A MES PARENTS

# A MES AMIS

CH. TOUREN.

A mon Président de Thèse

# M. le Professeur GRASSET

PROFESSEUR DE CLINIQUE MEDICALE A L'UNIVERSITÉ DE MONTPELLIER
ASSOCIÉ NATIONAL DE L'ACADÉMIE DE MÉDECINE
CHEVALIER DE LA LÉGION D'HONNEUR


## A M. le Professeur BAUMEL


## A M. le Professeur-Agrégé RAUZIER


## A tous mes Maîtres

CH. TOUREN.

# INTRODUCTION

Depuis quelques années, l'étude du ramollissement cérébral est un peu délaissée ; son histoire paraît suffisamment connue et ses manifestations cliniques bien établies. Les mots
« ramollissement cérébral » éveillent l'idée d'un malade porteur
d'une paralysie, qu'il s'agisse d'une hémiplégie s'étendant à
toute une moitié du corps ou seulement d'une monoplégie du
bras ou de la jambe. C'est qu'en effet, les ramollissements qui
se produisent sur l'écorce cérébrale lèsent, dans la très grande
majorité des cas, la zone psycho-motrice, cette zone qui entoure le sillon de Rolando et qui contient les centres moteurs,
comme l'ont bien montré les expériences des physiologistes
et les faits anatomo-cliniques. Rien d'étonnant, dans ce cas,
de voir des troubles moteurs accompagner le ramollissement.

Mais il est loin d'en être toujours ainsi : le foyer de nécrobiose corticale peut se former dans n'importe quelle partie
de l'écorce cérébrale ; on a observé l'embolie ou la thrombose de l'artère cérébrale antérieure, de la cérébrale postérieure, et aussi des branches de l'artère sylvienne qui se
distribuent en dehors de la zone motrice. Il ne s'agit pas là
de cas très fréquents, mais on connaît un nombre d'observations suffisant pour montrer quelle est l'importance de ces
ramollissements.

Aussi nous a-t-il paru intéressant de les étudier sous le nom de *ramollissements extra-rolandiques*, en ne nous occupant que des ramollissements corticaux. Nous laisserons donc de côté tous ceux de la zone rolandique, à laquelle nous rattachons les centres de l'aphasie motrice et le lobule de l'insula.

Nous étudierons d'abord les ramollissements qui se font à côté de la zone motrice, et nous verrons que la zone de congestion qui les entoure parfois peut atteindre les centres moteurs, d'où paralysies fugaces ou crises épileptiformes. Nous citerons une observation inédite qui a trait à un de ces ramollissements *juxta-rolandiques*.

Nous éloignant ensuite de la zone motrice, nous étudierons les ramollissements de la région préfrontale, qui sont des plus rares, si on s'en rapporte au petit nombre d'observations qui ont été publiées ; mais nous croyons qu'il n'en est pas tout à fait ainsi, et que beaucoup de ces cas passent inaperçus, à cause de leur allure silencieuse et des symptomes d'observation difficile qui les accompagnent.

Nous arriverons ensuite aux ramollissements du lobe temporal, qui nous donneront des exemples de surdité verbale; puis à ceux du lobe pariétal, dont l'histoire est intimement liée à celle de la cécité verbale ; du centre cortical du releveur de la paupière, et du centre de la déviation conjuguée de la tête et des yeux. Enfin, nous terminerons par les ramollissements du lobe occipital se traduisant par de l'hémianopsie, ou par la cécité complète, si la lésion est bilatérale.

Dans chacun de ces différents chapitres, nous citerons quelques observations choisies parmi les plus précises, qui serviront d'exemples cliniques et montreront le rôle joué par les ramollissements dans l'histoire de chaque syndrome.

C'est à ces derniers qu'est due, en grande partie, la localisation des centres sensoriels que nous avons énumérés plus haut, grâce à la concordance entre les symptômes observés et les lésions trouvées à l'autopsie. La nécrobiose supprimait, en effet, d'une façon complète le fonctionnement de ces centres, et certains cas ont la valeur de véritables expériences dans lesquelles on aurait détruit telle ou telle partie de l'écorce.

Les différentes questions que nous venons de passer en revue feront seules l'objet de notre travail, qui est surtout une étude de séméiologie et de diagnostic. Nous laisserons de côté tout ce qui a trait à l'étiologie, qui est la même que celle du ramollissement en général. On retrouve ici, comme pour les cas classiques, les causes ordinaires de l'artérite chronique : intoxication (alcoolisme, saturnisme), maladies infectieuses, syphilis ; enfin les dyscrasies, comme la goutte et le rhumatisme chronique. On retrouve aussi les causes de l'embolie : endocardites végétantes ou ulcéreuses ; artérites.

Nous ne traiterons pas non plus de l'anatomie pathologique, qui ne présente que quelques petites particularités peu importantes pour le diagnostic.

Quant au traitement, il est le même que pour tous les ramollissements, et, ici encore, on ne pourra, le plus souvent, que constater son inefficacité. Du reste, dans les cas dont nous nous occupons, la lésion reste souvent latente et évolue sans qu'on lui oppose le moindre agent thérapeutique.

Avant de commencer notre travail, nous tenons à remercier ceux de nos Maîtres qui ont bien voulu s'intéresser à nous pendant la durée de nos études.

Nous ressentons vivement l'honneur que nous fait M. le professeur Grasset en acceptant de présider la soutenance de notre thèse. Nous avons depuis longtemps admiré son brillant enseignement, surtout pendant notre période d'externat, et nous sommes heureux de lui témoigner toute notre reconnaissance pour l'amabilité qu'il a toujours montrée à notre égard.

Nous avons été l'externe de M. le professeur Baumel, dont les leçons nous ont initié à la pratique des maladies des enfants ; nous n'oublierons jamais la bienveillance avec laquelle il nous a toujours accueilli.

M. le professeur Truc a droit aussi à toute notre gratitude pour les leçons et les encouragements qu'il nous a prodigués pendant notre externat à la Clinique ophtalmologique.

Enfin M. le professeur-agrégé Rauzier, qui nous a inspiré le sujet de ce travail, nous a guidé et aidé de ses conseils depuis le début de nos études médicales ; qu'il nous soit permis de lui témoigner ici notre profond et respectueux attachement.

# DES
# RAMOLLISSEMENTS CORTICAUX
## EXTRA-ROLANDIQUES

---

## CHAPITRE PREMIER

### RAMOLLISSEMENTS JUXTA-ROLANDIQUES

Nous appellerons ramollissements *juxta-rolandiques* ceux qui se produisent en dehors de la zone psycho-motrice, mais tout à côté de cette zone ; aussi, dès qu'il se fait des poussées de congestion autour du foyer de ramollissement, la congestion empiète sur la zone motrice et se traduit alors par des paralysies passagères ou par des crises de convulsions épileptiformes.

Avant d'entrer dans l'analyse clinique de cette variété de ramollissements, nous rappellerons brièvement la topographie des centres moteurs dans la zone rolandique, ce qui est indispensable pour bien localiser le siège de la lésion. La zone motrice est formée par les circonvolutions qui sont groupées autour de la scissure de Rolando, c'est-à-dire la frontale ascendante en avant, la pariétale ascendante en arrière, le lobule paracentral en haut ; nous rattacherons à la frontale ascendante le pied des 2ᵉ et 3ᵉ frontales qui contiennent les centres de l'aphasie motrice et de l'agraphie.

C'est sur cette zone que se trouvent distribués les divers centres moteurs, ce qui résulte des travaux de Carville et Duret, Broca, Munk, Ferrier, Charcot et Pitres, etc. Le centre moteur du membre inférieur est situé à la partie toute supérieure de la zone motrice ; il occupe le tiers supérieur de la frontale et de la pariétale ascendante et le lobule paracentral. On a placé le centre des mouvements des orteils en haut de la pariétale ascendante ; celui du gros orteil seul, serait à l'extrémité supérieure du sillon de Rolando. En avant du centre du gros orteil, est situé le centre des mouvements du genou, puis le centre des mouvements de la hanche, enfin celui des mouvements de la cheville. A la partie supérieure de la face convexe de l'hémisphère, au point où la première frontale rencontre la frontale ascendante, serait le centre des mouvements du tronc.

Les centres moteurs du membre supérieur, situés au-dessous des centres précédents, comprennent le tiers moyen de la frontale ascendante et de la pariétale ascendante ; les centres des mouvements de l'épaule, du coude, du poignet, des doigts sont étagés en allant de haut en bas.

Enfin, le centre des mouvements de la langue et des muscles de la face occupe le tiers inférieur des deux circonvolutions ascendantes. A cette dernière zone, nous rattachons le centre de la parole articulée ou centre de Broca, qui occupe le pied de la 3ᵉ frontale. Quant au centre de l'écriture, il a été localisé par Exner et par Charcot dans le pied de la 2ᵉ frontale ; mais cette localisation a été vivement combattue dans les travaux de Déjerine et de Mirallié ; la question n'est pas encore définitivement tranchée.

S'il se fait de la congestion cérébrale au niveau de cette zone motrice, on verra se produire des paralysies ou des convulsions épileptiformes dans les muscles de la moitié opposée du corps, et les détails de localisation dans lesquels nous venons d'entrer prouvent que l'on peut facilement préciser le siège de la lésion. Si la lésion est étendue, on sera en présence d'une hémiplégie ; si elle est circonscrite, la paralysie sera partielle, elle portera seulement sur les muscles du bras ou de la jambe ou même sur un seul groupe de muscles.

Supposons maintenant un foyer de ramollissement siégeant en dehors de la zone rolandique, mais tout près de la limite de cette zone ; ce foyer, surtout au début de sa formation, sera de temps à autre entouré d'une zone de congestion. En effet, quand la circulation s'est interrompue dans un territoire de l'écorce par l'oblitération d'une artériole, on voit que « la tension augmente dans le vaisseau et dans les artérioles qui naissent au voisinage de l'obstacle, d'où une fluxion collatérale qui explique la rougeur et le gonflement de l'infarctus » (Grasset). Cette fluxion collatérale, en s'étendant autour du foyer de ramollissement, arrive sur le territoire de la zone rolandique, et on voit alors se produire soit des paralysies, soit des convulsions épileptiformes limitées à un membre ou généralisées à toute une moitié du corps. Les muscles atteints pourront indiquer approximativement quel est le siège de la lésion ; il est évident qu'en face d'une paralysie des muscles de la jambe, on pensera à un ramollissement avoisinant la partie supérieure de la zone motrice, tandis qu'en présence d'une aphasie motrice, la lésion avoisine le pied de la troisième frontale. Il en sera de même pour les crises de convulsions épileptiformes.

Ces convulsions et ces paralysies présentent un caractère particulier, important à connaître : elles sont toujours passagères, de peu de durée. La congestion cessant autour du ramollissement, tout trouble moteur disparaît ; le ramollissement reste latent ou ne se traduit que par quelque troubles démentiels. Les troubles moteurs reparaîtront si le malade fait encore de la congestion empiétant sur la zone rolandique. Ces alternatives de paralysie ne sont pas rares dans les cas où le ramollissement se fait graduellement, c'est-à-dire dans les cas de thrombose.

Ces crises d'épilepsie jacksonienne et ces paralysies à répétition s'expliquent donc très bien par un ramollissement juxta-rolandique, quand on ne trouve chez le malade aucun autre symptôme pour attirer l'attention vers une autre lésion, comme, par exemple, les tumeurs cérébrales. Nous insisterons d'ailleurs sur ce point en traitant du diagnostic.

Les considérations précédentes sont d'ailleurs confirmées par les faits cliniques et nous allons citer la très intéressante observation qui nous a été communiquée par M. le professeur-agrégé Rauzier et qui nous paraît un type de ces ramollissements avec paralysies passagères. Il s'agit d'un ramollissement de la partie antérieure de la région préfontale.

## OBSERVATION PREMIÈRE

### (Inédite)

X..., 50 ans, négociant, est un travailleur acharné, soumis aux préoccupations du grand commerce. Il jouissait d'une bonne santé, bien que nerveux, mais depuis quelque temps se plaignait de céphalée postérieure.

On ne retrouve ni commémoratifs, ni stigmates de syphilis.

Il y a sept jours, le malade s'était levé comme d'habitude, est allé aux cabinets et, au bout d'un instant, a appelé ; on l'a trouvé étendu avec perte incomplète de connaissance et sans paralysie. Porté sur son lit, il est tombé progressivement dans le coma, avec parésie droite qui a persisté seulement quelques heures.

Depuis lors, il est tombé à deux ou trois reprises dans le coma sans paralysie. Dans les intervalles, il présentait des troubles psychiques ; subdélire, agitation, céphalée constante. Il avale facilement, ne présente pas de dyspnée. Pas de troubles sphinctériens. L'analyse des urines ne donne aucun résultat. T. 38°.

A l'examen, le malade est de complexion moyenne, plutôt un peu forte ; la face n'est pas congestionnée. Il répond aux questions difficilement et avec excitation. Pas d'aphasie, ni de paralysie. Les pupilles sont étroites et égales, on ne constate pas la raie cérébrale. La langue se meut normalement, on remarque un tremblement constant de la langue et des extrémités supérieures.

Pas de mouvements convulsifs.

On diagnostique un foyer de ramollissement par thrombosé de la partie antérieure du lobe frontal avec poussées de congestion dont certaines, plus intenses, ont atteint passagèrement la zone motrice. On donne comme traitement : 0 gr. 20 de calomel chaque soir ; 3 grammes d'iodure de potassium par jour et des sangsues aux apophyses mastoïdes.

Dans la suite, le malade a présenté pendant 15 jours des alternatives de haut et de bas ; à ce moment, une amélioration paraissait se maintenir, lorsque survint un quatrième ictus qui a été suivi de mort.

Comme exemple de ramollissement juxta-rolandique avec crises jacksoniennes, nous citerons l'observation suivante, publiée par Oulmant et Zimmern (1).

## OBSERVATION II

### (Résumée)

Le 25 octobre, une femme de 40 ans, présentant à première vue les apparences du coma apoplectique, est amenée à la Charité. Elle est étendue sans connaissance, les yeux fermés, la face calme, non congestionnée, la tête légèrement inclinée du côté gauche. La résolution musculaire paraît complète ; on constate cependant que les muscles du côté droit résistent légèrement et que le bras retombe moins lourdement sur le plan du lit; la commissure labiale est légèrement déviée vers la droite. Sensible aux excitations, elle se défend contre la piqûre et

(1) *Archives générales de médecine*, 1898.

essaie avec son bras droit d'écarter la main qui la pique.
La sensibilité, quoique obtuse et retardée, est conservée
des deux côtés. Les pupilles sont inégales : à droite, du
myosis, à gauche, de la mydriase ; elles sont insensibles
à l'action de la lumière.

Les réflexes patellaire et conjonctival sont abolis, les
sphincters relâchés. Il existe encore quelques mouvements
spontanés : la malade peut se retourner dans son lit, se
frotter les yeux, etc. On a pu aussi observer des phénomènes d'excitation assez violents pour qu'il ait été
nécessaire de lui mettre des entraves. La malade ne répond
pas aux questions. Les poumons et le cœur sont sains.

On diagnostique une hémorragie méningée avec com-
pression sur l'hémisphère droit.

Le 28, l'assoupissement est moins intense, la malade
semble dormir d'un sommeil calme et profond. La motilité a reparu du côté gauche ; on parvient à lui faire pro-
noncer quelques mots.

Cette apparence de sommeil sans stertor, sans hypo-
thermie, sans lésions motrices, et la variabilité du sommeil dont la malade sort de temps en temps, tous ces
phénomènes font penser au sommeil hystérique ; cependant les globes oculaires ne sont pas convulsés, la
sensibilité est intacte, les zones hystérogènes sont muettes
à la pression. Les antécédents seraient en faveur de
l'hystérie ; la mère avait un caractère impressionnable et
difficile ; elle-même n'a jamais été réglée ; depuis deux ou
trois ans, c'est une femme emportée, jalouse, vindicative,
sujette à de violents accès de colère.

En mars, elle avait été prise de crises de dyspnée dont
on n'a pu déterminer la nature. Le 17 octobre, après une
discussion avec son mari, elle tombe frappée d'un ictus

apoplectique très court, suivi d'un assoupissement incomplet ; puis viennent *plusieurs crises épileptiformes.*

Le 23 octobre, elle éprouve une céphalée violente, et sa somnolence devient plus profonde.

Le 25, nouvel ictus ; on la transporte à l'hôpital.

Durant 15 jours, la somnolence persiste sans modifications.

Le 13 novembre, nouvelles attaques épileptiformes ; la malade succombe le lendemain.

*Autopsie.* — Aucune lésion à l'hémisphère droit.

Hémisphère gauche : zone congestionnée et œdémateuse limitée au lobe préfrontal ; un foyer de ramollissement occupe l'épaisseur de la deuxième circonvolution frontale et la moitié supérieure de la troisième frontale.

Nous avons trouvé dans le *Traité du ramollissement* de Durand-Fardel des observations qui nous paraissent aussi se rapporter à des ramollissements juxta-rolandiques ; sans doute elles sont un peu vagues ; la neurologie n'avait pas, en 1841, la précision qu'elle atteint de nos jours ; mais, bien qu'en faisant nos réserves, il nous paraît difficile de les interpréter dans un autre sens.

## OBSERVATION III (1)

### (Résumée)

R..., 66 ans, entre à l'infirmerie en avril 1838 ; elle raconte qu'en 1836, elle était tout à coup tombée, privée de la parole mais non de l'intelligence ; il y avait un affai-

---

(1) Observation 61 de Durand-Fardel.

blissement général des mouvements. On ne peut savoir s'il avait été plus prononcé d'un côté que de l'autre. Environ un an après, elle eut une attaque à peu près semblable avec perte de la parole, mais sans altération des mouvements. A son entrée à l'hôpital, les mouvements, la sensibilité et l'intelligence étaient assez bien conservées ; mais bientôt ses jambes ne purent plus la porter ; elle délira et tomba dans un état cachectique et mourut un mois après.

A l'autopsie, on trouva un ramollissement du lobe droit.

## OBSERVATION IV

### (Résumée. — Obs. 62 de Durand-Fardel)

D..., 51 ans, est atteinte d'un cancer de l'utérus. Elle raconte qu'il y a 7 ans, elle avait été prise d'une hémiplégie subite du côté gauche, sans perte de connaissance ; l'hémiplégie a diminué graduellement. La mort arrive peu de jours après.

A l'autopsie, on trouve, au centre du lobe antérieur droit, un ramollissement de la grosseur d'un œuf de pigeon.

## OBSERVATION V

### (Résumée. — Obs. 65 de Durand-Fardel)

A..., 75 ans, entre à l'infirmerie, en août 1838 ; elle présente des symptômes du côté du cœur et du côté du cerveau. Les battements du cœur sont fréquents, le pouls est irrégulier, filiforme. L'intelligence est notable-

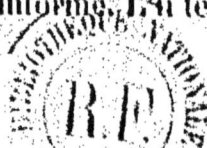

2

ment altérée, la malade divague presque toujours. Puis surviennent des hallucinations, du délire et des crises de convulsions cloniques, mouvements spasmodiques des avant-bras et de la face.

A l'autopsie, foyer de ramollissement de la substance corticale et médullaire occupant la partie antérieure du lobe postérieur gauche. Sur le lobe postérieur de l'hémisphère droit et à la partie externe du lobe moyen, on voit deux ramollissements circonscrits, occupant deux ou trois circonvolutions.

# CHAPITRE II

## RAMOLLISSEMENTS DU LOBE FRONTAL

La séméiologie des ramollissements du lobe frontal est encore assez mal connue, et cela pour plusieurs raisons.

Il est d'abord très rare de rencontrer des cas suffisamment nets et suffisamment bien observés pour qu'on puisse grouper méthodiquement les symptômes ; il est tout aussi exceptionnel de trouver des observations suivies d'une autopsie permettant de vérifier quelle était la lésion correspondante aux symptômes et dans quelle partie de l'écorce cérébrale était localisée cette lésion ; c'est à peine si nous avons pu réunir quelques observations de ramollissements bien localisés à la région préfrontale.

De plus, si cette séméiologie est mal connue, c'est que, dans cette région, un ramollissement ne se produit pas par des symptômes faciles à observer : on ne remarque ni troubles sensoriels ni troubles moteurs ; on est seulement en présence de symptômes psychiques, de troubles démentiels, qui ont souvent pu passer inaperçus lorsqu'ils sont peu intenses, ou bien, dans le cas contraire, sont généralement des plus complexes, revêtent l'aspect d'une maladie tout autre que le ramollissement et rendent ainsi le diagnostic des plus difficiles.

En considérant ces difficultés, nous croyons utile, avant

d'essayer de tracer le tableau clinique du ramollissement préfrontal, de passer en revue les conclusions des physiologistes sur les fonctions du lobe frontal.

Hitzig avait déjà observé que le développement des lobes frontaux marche de pair avec celui de l'intelligence ; il en conclut que le lobe frontal est le siège des plus hautes facultés intellectuelles ; mais les expériences d'Hitzig n'ont pas confirmé sa théorie.

Ferrier a montré que l'excitation de chacune des régions qui représentent chez le chien les lobes frontaux ne donne pas de résultat ; de même, la mutilation de cette région. Les singes ne montraient aucune altération dans les mouvements et la sensibilité ; ils étaient apathiques, somnolents et avaient perdu la faculté de concentrer leur attention.

D'après les expériences de Munk, le chien auquel on a enlevé le lobe frontal voit, entend et comprend lorsqu'on l'appelle ; il marche et court comme avant l'opération. Les muscles du tronc présentent une paralysie légère ; l'extirpation des deux lobes produirait une courbure anormale de la région dorso-lombaire.

Il en est de même d'après Luciani ; de plus, pour cet expérimentateur, le lobe préfrontal serait le siège du centre de l'attention et des plus hautes fonctions psychiques.

Bianchi a publié dans le *Brain* le résultat de nombreuses expériences poursuivies pendant plusieurs années. Il se rattacherait à la théorie de Ferrier ; mais il y a des divergences importantes entre les deux physiologistes. Bianchi a eu soin de maintenir en observation le plus longtemps possible les animaux opérés, de façon à bien distinguer les troubles produits par le traumatisme opératoire, qui disparaissent en quelques semaines, et les troubles provenant réellement de l'ablation des lobes frontaux.

Pendant les deux premières semaines après l'expérience, Bianchi a observé les mouvements de torsion du tronc décrits par Munk, la concavité formée par le tronc étant dirigée du côté mutilé ; mais ces symptômes ne se rencontrent que très rarement après la deuxième semaine. Le singe opéré présente aussi un peu de parésie des membres, mais cette parésie disparaît après trois semaines et n'a pas été observée dans tous les cas. En revanche, Bianchi a pu observer, et cela à longue échéance, une foule de désordre psychiques donnant à penser que « le » lobe frontal pourrait être considéré comme le substratum anatomique des fonctions spéciales dont dépendent l'élaboration et les manifestations de la personnalité psychique » (Bianchi). Le singe opéré a une expression stupide, il passe des heures à faire des mouvements automatiques ; il va et vient au hasard, sans aucun but, sans aucune suite dans les idées ; il n'est plus susceptible d'éducation ; la sympathie qu'il éprouvait pour son maître a disparu ; si on tente de l'approcher, il manifeste une peur sans motif.

Bianchi conclut que l'absence du lobe frontal ne doit pas troubler notablement les perceptions, mais les impressions se succèdent l'une à l'autre sans aucune coordination, l'animal ne peut les synthétiser, tandis que, « normalement, les lobes frontaux doivent condenser les produits des régions sensitivo-motrices, aussi bien que les états émotifs qui accompagnent toutes les perceptions et dont la fusion constitue ce qu'on peut appeler la personnalité psychique ».

La théorie de Bianchi montre combien la destruction des lobes frontaux entraîne des modifications profondes dans les fonctions intellectuelles et les sentiments.

Les expériences des physiologistes nous montrent donc que l'on ne doit pas s'attendre à trouver des symptômes moteurs ou sensitifs lorsque la région préfrontale est lésée. Nous allons voir qu'il en est de même chez l'homme lorsqu'un foyer de ramollissement a détruit une partie plus ou moins étendue du lobe frontal; tout se réduit à des troubles psychiques.

Il n'est pas facile de tracer une description d'ensemble de ces troubles intellectuels, car on est à même de rencontrer des types extrêmement variés, allant depuis le tableau de la démence sénile jusqu'à certaines formes maniaques avec délire et hallucination, et ces deux formes peuvent se combiner de façon à produire tous les types intermédiaires.

Très généralement, au début, c'est la diminution de la mémoire qui domine la scène; on observe une amnésie générale s'étendant à toutes les classes de souvenirs et suivant une marche progressive et régulière. Tout d'abord, c'est la mémoire des faits récents qui disparaît; le malade ne se souvient plus de ce qu'il a fait la veille; un projet formé, un ordre donné, sont oubliés quelques heures après. Tout ce qui est arrivé depuis la maladie n'a laissé aucune trace à la mémoire, tandis que le malade se souvient très bien de vieilles histoires datant parfois de son enfance et les raconte à satiété dans tous leurs détails. C'est qu'à ce moment, les cellules nerveuses lésées sont incapables de recevoir et de conserver les impressions nouvelles qui leur arrivent; celles-ci disparaissent sans laisser de trace, ce qui rend impossible pour la mémoire toute nouvelle acquisition.

L'amnésie n'en reste pas là ; les connaissances intellectuelles se perdent peu à peu, les plus complexes avant les plus simples ; les idées scientifiques, les connaissances particulières à chaque profession s'effacent, tandis que les souvenirs personnels datant de l'enfance sont encore conservés.

En progressant toujours, l'amnésie détruit les sentiments affectifs, et on comprend facilement qu'ils résistent jusqu'à une période aussi avancée, si on remarque qu'ils sont ce qu'il y a de plus profond et de plus tenace, car ils font, en quelque sorte, partie de notre organisation et de notre moi.

Enfin, restent seulement et vont être détruites les habitudes organiques ; les malades peuvent encore se lever, s'habiller, agir selon les habitudes contractées depuis longtemps, jusqu'à ce que cette simple activité automatique devienne elle-même impossible.

Cette désorganisation de la mémoire se fait ainsi suivant une loi que Ribot a appelée la loi de régression de la mémoire ; bien qu'elle ne soit pas caractéristique du ramollissement, comme nous le verrons en traitant du diagnostic, c'est surtout chez les ramollis qu'on peut l'étudier avec le plus de facilité.

Parallèlement à l'amnésie, se développent d'autres troubles psychiques qui témoignent d'un affaiblissement graduel de l'intelligence. Le caractère change, les malades deviennent d'une sensibilité exagérée, ils pleurent pour la moindre cause en rappelant les mésaventures qui leur sont arrivées il y a longtemps ; ils sont parfois capricieux et ils

ont des accès de colère comme en ont les enfants dont
on ne satisfait pas les caprices.

En même temps, la volonté s'affaiblit, les détermi-
nations du malade sont vagues, incertaines et sans but ;
il ne sait plus prendre une résolution et reste indécis au
lieu de choisir une manière d'agir.

Parfois, un délire calme se produit de temps à autre,
le sujet est poursuivi par des idées hypocondriaques ; il
se préoccupe de son état, pleure sans motif et s'enferme
chez lui, ne voulant voir personne ; dans certains cas, il a
des hallucinations et peut arriver jusqu'au délire des per-
sécutions ; il se croit volé, menacé de mort, etc. Ces idées
délirantes sont passagères, durent peu et s'embrouillent
avec une confusion qui montre bien l'affaiblissement
intellectuel.

Dans d'autres cas, plus rares que les précédents, on
assiste à des accès d'excitation maniaque : le malade a des
accès de colère, pousse des cris et menace son entourage.

Enfin, à la dernière période du ramollissement, le
malade devient gâteux, a une physionomie sans expression, les traits restent immobiles, le regard est indifférent,
l'attitude est déprimée et l'aspect général d'affaiblissement
montre que le dénouement fatal est proche. Le décubitus
dorsal devient nécessaire, des escarres se forment et la
mort arrive.

Tous les symptômes précédents sont, en général, coupés
d'attaques apoplectiformes, avec ou sans perte de connaissance, attaques qui se dissipent, en général, d'une
façon assez rapide.

Le tableau clinique que nous venons de tracer est surtout évident lorsqu'il s'agit de ramollissement du lobe
frontal ; mais il est bien rare que ces troubles démentiels

ne soient accompagnés de paralysie plus ou moins légère, indiquant l'atteinte de la zone motrice, c'est dire que les cas de ramollissements bien localisés à la région préfrontale sont loin d'être courants ; nous avons été frappé de la rareté des cas qui ont été publiés et nous n'avons pu réunir que les quelques observations suivantes :

La première, due à Picot (1), est un exemple de ramollissement préfrontal masqué par une autre affection concomitante ; il s'agit d'un ramollissement occupant la moitié en hauteur de la circonvolution frontale interne, la circonvolution du corps calleux et le corps calleux.

## OSERVATION VI

### (Résumée)

R..., 25 ans, entre à l'hôpital, se plaignant de toux, d'oppression, de douleurs dans le flanc gauche et dans les reins. Le malade ne paraît jouir que d'une intelligence très bornée. Les ganglions cervicaux et inguinaux sont augmentés de volume ; sur le testicule droit, il existe, à la partie inférieure, trois orifices fistuleux par où s'écoule un pus sanieux. A l'auscultation, on entend, en avant et à droite, des craquements et des râles sibilants ; à gauche, expiration prolongée et nombreux sibilants. En arrière et à droite, souffle caverneux et râles humides ; à gauche, craquements humides. Dans l'abdomen, on trouve une tumeur de forme allongée occupant le flanc gauche

(1) *Gazette hebdomadaire des Sciences médicales de Bordeaux*, 1881.

et la fosse iliaque ; elle est fluctuante et se dirige vers la colonne vertébrale.

La courbure lombaire est exagérée, les pressions sont très douloureuses au niveau des 1° et 5° vertèbres.

Le malade reste, au point de vue intellectuel, dans l'état où il était au moment de son entrée à l'hôpital. Aucun trouble de la sensibilité générale ou spéciale ; aucune modification du côté de la motilité. Le malade s'affaiblit progressivement, tombe dans un état comateux et succombe trois semaines après son entrée.

*Autopsie.* — On trouve dans la gaine du psoas un vaste abcès résultant d'une carie des 3° et 4° vertèbres lombaires.

Le poumon droit présente une caverne du volume d'un œuf de poule ; autour d'elle, pas de tubercule, mais on trouve des granulations tuberculeuses dans le lobe moyen et le lobe supérieur ; le poumon gauche présente aussi des granulations.

*Cerveau.* — Granulations tuberculeuses, très rares à la base ; sur la face interne de l'hémisphère gauche, on trouve des lésions graves ; l'artère cérébrale antérieure est oblitérée, depuis son origine et environ pendant 4 centimètres de son parcours, par un coagulum sanguin de date récente ; elle est entourée d'une quantité considérable de granulations tuberculeuses, qui sont très nombreuses jusqu'au niveau en sillon séparant le lobule paracentral de la frontale interne. Le tissu cérébral, dans une grande partie du territoire de l'artère cérébrale antérieure, est le siège d'un ramollissement blanc qui occupe le corps calleux, la circonvolution du corps calleux et la moitié en hauteur de la circonvolution frontale interne.

Sur la face interne de l'hémisphère droit, vers la partie antérieure, on trouve une agglomération de granulations tuberculeuses sur les méninges ; autour d'elles, la substance cérébrale est le siège d'un ramollissement qui se poursuit le long du sillon calloso-marginal jusqu'au niveau du lobule paracentral.

Le Traité de Durand-Fardel renferme plusieurs observations analogues à la précédente de ramollissements du lobe frontal qui étaient restés latents pendant la vie. Pour les raisons indiquées dans le chapitre des ramollissements juxta-rolandiques, nous nous contentons de les citer en les résumant très brièvement ; en voici deux exemples :

## OBSERVATION VII (1)

Marie M..., 75 ans, éprouve, à son entrée, une douleur aiguë sous le sein droit, avec fièvre et oppression ; on constate de la matité incomplète, du souffle tubaire et de la bronchophonie ; délire dans la journée ; elle croit être dans la salle depuis plusieurs mois. Rien de particulier du côté des mouvements et de la sensibilité. Mort trois jours après.

*Autopsie.* — A la partie externe et antérieure de l'hémisphère gauche, trois ou quatre circonvolutions présentent un ramollissement superficiel. Pneumonie à droite.

## OBSERVATION VIII

La femme D..., 88 ans, entra à l'infirmerie avec un épanchement pleurétique énorme ; au bout de huit jours, elle mourut brusquement, ayant conservé jusqu'à la fin

---

(1) Observ. 38 de Durand-Fardel : *Traité du ramollissement.*

une intégrité remarquable des mouvements et de l'intelligence.

*Autopsie.* — A la partie inférieure et interne du lobe antérieur de l'hémisphère gauche, plusieurs circonvolutions sont aplaties, molles et fluctuantes ; une incision étant pratiquée sur ce point, on voit que le foyer de ramollissement, du volume d'un œuf de poule, s'étend jusqu'au corps strié.

Dans le cas suivant, emprunté à Charcot et Pitres (1), nous trouvons un ramollissement à la base du lobe antérieur de l'hémisphère gauche, et qui ne s'était traduit que par une certaine torpeur intellectuelle.

## OBSERVATION IX

### (Résumée)

Un vieillard de 81 ans entre à l'hôpital dans un état adynamique prononcé. Les mouvements sont parfaitement libres, la sensibilité intacte ; l'intelligence est un peu obtuse ; pas de céphalalgie. Les forces ont diminué peu à peu sans qu'il y ait de paralysie. Pendant les quinze à vingt jours suivants, le malade s'affaiblit progressivement ; une escarre au sacrum se forme, et le malade succombe.

*Autopsie.* — A la base de la partie antérieure de l'hémisphère gauche, dans un espace qui pourrait admettre un œuf de poule, à partir de la portion de l'hémisphère gauche qui repose sur la voûte orbitaire, la substance ner-

(1) *Revue de Médecine*, 1877.

veuse est transformée en une bouillie d'un blanc sale. Nulle
part ailleurs, on ne trouve de lésions appréciables.

Les deux observations suivantes, publiées par Charon (1), sont des exemples de ramollissements frontaux
avec délire et accès d'agitation maniaque :

### OBSERVATION X

Femme de 40 ans, sans hérédité connue. Alcoolique. A
été atteinte, il y a trois ans, de troubles qualifiés fièvre
cérébrale par la famille. Les renseignements recueillis
auprès du médecin traitant démontrent qu'il s'agissait d'un
accès violent d'agitation à forme maniaque avec hyperthermie, céphalée intense, troubles gastriques, mouvements désordonnés et hallucinations terrifiantes. Cette
agitation dura 4 ou 5 jours. Un mois après, on constate
une cécité par atrophie des nerfs optiques et un affaiblissement psychique profond.

Il y a 8 mois, nouvel accès d'agitation pendant 3 ou
4 jours, avec les mêmes caractères que le premier, mais
avec prédominance des hallucinations.

A l'admission, la malade est à l'état de démence complète, elle se meut encore assez facilement, mais avec des
mouvements ataxiques et du tremblement des extrémités.
Dix jours après l'admission, plusieurs chutes à droite.
Agitation très violente pendant 24 heures, paroles et cris
incohérents. Hyperthermie. Troubles gastro-intestinaux ;
mâchonnement ; coma.

(1) *Archives de neurologie*, 1899.

*Autopsie.* — Les lobes frontaux complets jusqu'à la scissure rolandique apparaissent avec une coloration rosée. Il y a encore quelques traces du système vasculaire, surtout à gauche, mais la substance grise est ramollie, dissociée et se laisse entraîner sous un filet d'eau.

Athérome très marqué de tout le système artériel. Les lobes occipitaux sont affaissés, décolorés; la pie-mère n'est pas isolable; la substance grise se laisse entraîner dans un filet d'eau.

## OBSERVATION XI

Femme de 56 ans. Antécédents inconnus. Est internée pour un accès d'agitation violente avec hallucinations terrifiantes et fièvre qui a disparu au moment de l'admission. Il ne persiste que des signes d'embarras gastrique, de violentes douleurs céphaliques, de l'obnubilation intellectuelle très accentuée. Mort 15 jours plus tard, par suite d'une pneumonie.

A l'autopsie, on découvre un foyer de ramollissement de la grosseur d'une noix, intéressant les substances grise et blanche de la partie la plus antérieure des deux premières circonvolutions frontales à gauche.

Enfin, le ramollissement préfrontal peut rester absolument latent et n'être qu'une surprise d'autopsie. Charcot et Pitres rapportent le cas d'un malade mort d'une affection chirurgicale et qui n'avait présenté, pendant son séjour à l'hôpital, aucun phénomène de nature à faire supposer l'existence d'une lésion quelconque des centres nerveux : on trouva, à l'autopsie, un large foyer de ramollissement cortical, jaune, occupant les deux tiers postérieurs de la deuxième frontale et la partie moyenne de la troisième.

# CHAPITRE III

## RAMOLLISSEMENTS DU LOBE TEMPORAL.

Nous décrirons sous ce titre les ramollissements de la face externe et de la face inférieure du lobe temporal, c'est-à-dire ceux qui siègent sur les circonvolutions suivantes :

La première circonvolution temporale, qui est limitée en haut par la scissure de Sylvius, et en bas, par le sillon parallèle qui la sépare de la deuxième temporale ; la première temporale commence au niveau du pôle temporal, longe la scissure de Sylvius et va se confondre avec le lobe pariétal ;

La deuxième circonvolution temporale qui, placée entre les deux sillons temporaux, suit la même direction que la première ; elle se confond en arrière avec le pli courbe ;

La troisième circonvolution temporale, qui est séparée de la précédente par le sillon temporal inférieur et en arrière, se continue par la troisième occipitale ;

Enfin, sur la face inférieure de l'hémisphère, les deux circonvolutions temporo-occipitales, séparées par les sillons temporo-occipitaux.

L'écorce du lobe temporal contient les terminaisons nerveuses servant à la perception des sensations acoustiques ; les deux nerfs auditifs envoient leurs ramifications se terminer dans les cellules des deux lobes temporaux droit et gauche ; il s'ensuit qu'un ramollissement atteignant les deux lobes d'une façon symétrique déterminerait la surdité complète. Mais ces faits de surdité corticale sont extrêmement rares et il ne se produit, le plus souvent, qu'une simple diminution de l'ouïe, qui passera facilement inaperçue.

Bien plus intéressants sont les ramollissements du lobe temporal gauche, lorsqu'ils sont localisés, comme nous le verrons, à la partie postérieure des deux premières temporales ; ils déterminent dans ce cas une variété d'aphasie aujourd'hui bien connue, qui est la surdité verbale. Sans vouloir en entreprendre l'histoire complète, nous nous contenterons d'en décrire les caractères symptomatiques les plus nets et de montrer que ces derniers correspondent à des ramollissements bien localisés du lobe temporal, qui ont ainsi largement contribué à localiser le siège cortical de la surdité verbale.

Le malade atteint de surdité verbale est incapable de comprendre les paroles qu'on lui adresse, bien que son acuité auditive soit restée normale. Il entend bien qu'on lui parle, mais les mots n'ont plus pour lui aucune signification et frappent son oreille seulement à titre de bruits. Kussmaul a comparé ces malades à une personne transportée dans un pays étranger où elle entend parler une langue qui lui est entièrement inconnue. Assez souvent, le sujet comprend qu'on lui parle, en interprétant la physionomie et la mimique de son interlocuteur ; mais s'il veut répondre, il émet une série de mots pour la plupart incompréhensibles. Il est, en effet, très difficile pour le malade de se passer des images auditives dont il avait l'habitude de se servir couramment. On voit alors surgir des mots bizarres ou incompréhensibles ; la paraphasie est très fréquente dans la surdité verbale et, comme l'a dit Kussmaul : « les idées ne répondent plus à leurs images vocales, si bien qu'au lieu de mots conformes au sens, surgissent des mots d'un sens contraire, complètement étrangers et incompréhensibles ».

La surdité verbale se présente, selon les cas, à des degrés divers ; généralement, même dans les cas graves, le malade est capable de reconnaître son nom et de se retourner lorsqu'on l'interpelle. Le nom propre est en effet une des images auditives qui doivent nous laisser une impression des plus profondes et des plus durables ; c'est une des images les plus anciennes et, depuis notre enfance, nous l'entendons répéter à tout moment. En dehors du nom, il peut arriver que la surdité verbale s'étende à tous les mots ; la parole n'est plus qu'un murmure confus, un bruit vague et indistinct (Bernard). D'autres fois, le malade a conservé la compréhension d'un certain nombre d'images auditives. Enfin, la surdité verbale peut être très légère et demander beaucoup de soin pour être remarquée ; le malade, frappé par certains mots qu'il comprend encore, devine le sens de la phrase et fait une réponse à peu près correcte ; mais si on a soin de répéter la question en modifiant seulement deux ou trois mots, de façon à changer le sens de la phrase, le malade s'y laisse prendre et fait la même réponse que la première fois.

Il y a des surdités verbales partielles portant sur toute une catégorie d'images auditives qui n'ont pas été conservées. C'est ainsi que, chez les polyglottes, on a constaté que la langue la plus familière au malade est conservée (Pitres), tandis que les autres langues que parlait le malade ne sont plus comprises ; c'est que les impressions auditives de la langue qui est encore comprise étaient beaucoup plus profondes et plus anciennes que les autres.

Tel est le tableau clinique ordinaire de la surdité verbale ; si elle existe seule, on a la surdité verbale pure ; mais en général elle est accompagnée d'agraphie ou de cécité verbale. On a cependant cité des observations suffisamment précises pour qu'on puisse déterminer quelle est la région de l'écorce dont la lésion produit la surdité verbale. Les ramollissements tiennent la première place parmi ces observations, et, en en résumant quelques-unes choisies parmi les plus nettes, nous montrerons qu'on peut localiser le centre de la surdité verbale à la partie postérieure de la première circonvolution temporale gauche.

L'observation suivante, publiée par Netter, est une des plus démonstratives.

## OBSERVATION XII (1)

### (Résumée)

V..., entre pour une variole hémorragique dans le service d'isolement ; elle est dans un état fort grave et ne permettant guère un examen minutieux. Elle présente une hémiplégie flasque du côté droit et, quoique conservant sa connaissance, elle est dans l'impossibilité absolue de se mettre en communication avec nous. On ne tarde pas à reconnaître que la malade ne comprend nullement nos paroles, alors que son regard attentivement fixé sur nous,

---

(1) *Société de biologie ;* mars 1891.

dénote la conservation de son intelligence, Au moment où on s'éloigne de son lit, on l'entend articuler le mot « médecin ». Elle succombe quinze heures après.

A l'autopsie, on constate un ramollissement complet de la première circonvolution temporale gauche et de la portion adjacente de la deuxième. Les autres parties de l'écorce sont normales ainsi que l'hémisphère droit. Sur la coupe de l'hémisphère gauche, on reconnaît, en outre, un ramollissement à teinte ocreuse de la partie externe du noyau lenticulaire. Le ramollissement est dû à l'obstruction d'une branche de la sylvienne, le caillot obturateur n'est pas adhérent et paraît d'origine embolique ; les valvules de l'orifice aortique étaient insuffisantes.

L'observation suivante, due à Magnan, est un cas de surdité verbale avec paraphasie.

## OBSERVATION XIII (1)

### (Résumée)

X..., 51 ans, entre à l'hôpital le 25 mai 1880. Depuis 5 ans, il employait un mot pour un autre et en était arrivé à ne plus trouver les substantifs ; il ne parvenait à se faire comprendre que par la mimique et par l'écriture. L'aphasie durait depuis deux ans, lorsque, à la suite d'étourdissements, la famille crut qu'il était devenu sourd ; il ne répondait plus aux questions et son entourage ne put communiquer avec lui que par les gestes et par l'écriture.

En janvier et en mai 1880, il a eu deux attaques apo-

_____

(1) *Société de Biologie*, 1893.

plectiformes, mais sans trace de paralysie. A son entrée
à l'hôpital, ses réponses ne sont nullement en rapport
avec les questions qu'on lui pose. Il distingue cependant
les différents bruits, et l'examen de son appareil auditif
ne révèle aucune lésion.

Le malade n'est pas sourd, mais il n'est plus apte
à percevoir les sons qui constituent le langage articulé.

Il peut lire à voix basse, il peut calculer et écrire quelques mots. Le 31 mars 1881, nouvelle attaque suivie d'une
déchéance complète des facultés intellectuelles : le malade
tombe dans le marasme et meurt tuberculeux en janvier
1883.

*Autopsie.* — Les artères de la base du cerveau sont
athéromateuses. Après l'ablation des méninges qui se fait
difficilement sur le lobe sphénoïdal, on voit les deux premières circonvolutions temporales ratatinées et atteintes
par un ramollissement qui s'étend aux lobules lingual et
fusiforme. La troisième temporale n'est pas atteinte ;
les poumons sont infiltrés de tubercules.

L'observation suivante relate un cas de surdité verbale
complète avec paraphasie très prononcée, alexie et
agraphie.

## Observation XIV (1)

### (Résumée)

L..., 75 ans, pas d'hémiplégie appréciable.

Parole spontanée ; paraphasie très marquée avec jar-
gonaphasie.

---

(1) Déjerine. — *Bulletin de la Société de Biologie*, 1891.

Le malade n'applique correctement que les mots : « bon-
jour et merci ». On s'aperçoit qu'il ne comprend pas les
questions qu'on lui pose. Si on lui demande : « Comment
vous appelez-vous ? » il répond : « Je suis, et surtout, c'est-
à-dire, non, je ne peux pas, peux pas. »

La mimique est très expressive et le malade l'exagère
encore dans les efforts qu'il fait pour comprendre les questions et y répondre. Lorsqu'on lui montre un journal ou
de l'écriture manuscrite, L... regarde le papier, puis
la personne qui le lui a remis, de l'air d'un homme pour
lequel les caractères de l'écriture ne signifient plus rien.
Lorsqu'on lui donne une phrase manuscrite à copier, il
copie les lettres les unes après les autres, mais défectueusement et les mots ne sont pas lisibles ; dans l'écriture
spontanée, le malade est incapable de tracer la moindre
ébauche de lettres.

*Autopsie.* — Hémisphère gauche. — Plaque jaune
intéressant le lobe pariétal inférieur en entier, les plis de
passage unissant la pariétale inférieure à la pariétale
supérieure, la partie postérieure de la première et de la
seconde temporale, la circonvolution postérieure de l'insula.
Intégrité de la partie antérieure du lobe temporal et de
la troisième frontale. La coupe de Flechsig montre que
la lésion gagne en profondeur jusqu'à la paroi du prolon-
gement occipital du ventricule latéral, en détruisant la
substance blanche sous-jacente.

Nous citerons aussi une observation de Lacroix ; la
lésion principale consiste en un ramollissement de la partie postérieure de la première temporale.

## Observation XV (1)

S., , 71 ans, a été pris d'une attaque trois jours avant son entrée à l'hôpital. Actuellement, le malade est dans le décubitus dorsal. Lorsqu'on lui adresse une question, il tourne la tête vers son interlocuteur, mais il ne paraît pas saisir le sens des paroles, On lui montre différents objets ; ces objets n'éveillent en son esprit aucune idée précise ; le visage reste impassible, le regard fixe.

Même fait lorsqu'on lui présente une feuille de papier où sont écrites, en gros caractères, différentes questions. Lorsqu'on approche de son lit, il ne fait entendre qu'un grognement sans signification aucune.

Du côté de la face, on voit une déviation peu accusée ; la commissure labiale droite est légèrement abaissée ; les paupières s'ouvrent et se ferment bien. Le membre supérieur droit présente des contractures ; le membre inférieur droit est complètement paralysé. La sensibilité au contact et à la douleur paraît notablement émoussée. Le cœur est normal.

Le malade meurt vingt jours plus tard.

*Autopsie.* — Hémisphère gauche. — Au niveau de la partie moyenne de la deuxième pariétale, petit foyer de ramollissement superficiel.

Sur la partie postérieure de la première temporale, foyer de ramollissement beaucoup plus étendu. Enfin, foyer dans le centre ovale au niveau de la région pédiculo-frontale.

_____

(1) Lacroix. — *Lyon médical*, 1890.

Enfin, Worcester (1) a réuni six cas de surdité verbale avec paraphasie, parmi lesquels deux ramollissements.

Dans le premier cas, il existait une tache de ramollissement ancien à la partie supérieure de la première circonvolution temporale gauche. Dans le second, le ramollissement occupait les deux tiers postérieurs de la première temporale gauche, empiétait sur la surface de la deuxième temporale et s'étendait jusqu'à l'insula.

Quant aux ramollissements qui respectent les deux premières circonvolutions temporales et se limitent, par exemple, à la face inférieure du lobe temporal, ils restent le plus souvent latents ou ne se traduisent que par quelques troubles démentiels. En voici un exemple emprunté à Charcot et Pitres (2).

## Observation XVI

Ch..., 81 ans, entre à la Salpêtrière pour un squirrhe atrophique du sein droit. Cette malade devenue démente, restait au lit, les membres inférieurs constamment fléchis dans une attitude qui est assez habituelle dans la démence sénile. Elle exécutait facilement avec les membres supérieurs tous les mouvements volontaires et mourut sans qu'on eût jamais constaté de paralysie.

*Autopsie.* — Les artères de la base sont très athéromateuses.

*Hémisphère droit.* — Sain.

*Hémisphère gauche.* — A la face inférieure, l'artère

(1) American Journal of insanity, 1896.
(2) Revue de médecine, 1877.

cérébrale postérieure est oblitérée dans une longueur de 3 à 4 centimètres. Dans les points correspondants du territoire de cette artère, existe un foyer de ramollissement jaune très ancien, long de 7 centimètres, large de 3 centimètres, qui siège sur la première et la deuxième circonvolutions temporo-occipitales. Il commence à 1 centimètre en arrière de l'extrémité antérieure du lobe sphénoïdal et s'étend jusqu'à 3 centimètres de la pointe du lobe occipital.

# CHAPITRE IV

## RAMOLLISSEMENTS DU LOBE PARIÉTAL

Les ramollissements du lobe pariétal sont intéressants à divers titres ; ils comprennent, en effet, en rattachant le pli courbe à la circonvolution pariétale inférieure, le territoire de l'écorce dans lequel la plupart des auteurs placent les centres de la cécité verbale, de la blépharoptose, et de la déviation conjuguée de la tête et des yeux. Nous décrirons d'abord rapidement les circonvolutions du lobe pariétal, en précisant la situation du pli courbe ; nous passerons ensuite à la description des ramollissements se traduisant cliniquement par les symptômes que nous avons énumérés.

Le lobe pariétal est nettement délimité en avant par la scissure de Rolando et en bas par la scissure de Sylvius ; en dedans, c'est-à-dire vers le bord interne de l'hémisphère, il va se fusionner avec la circonvolution du corps calleux ; en arrière, on prend généralement comme limite le vestige de la scissure perpendiculaire externe. Il comprend trois circonvolutions : la pariétale supérieure, la pariétale inférieure et la pariétale ascendante ; cette dernière, qui fait partie de la zone rolandique, ne rentre pas dans notre sujet et ne doit pas nous arrêter.

La circonvolution pariétale supérieure suit le bord supérieur de l'hémisphère ; en avant, elle prend son origine à la partie postérieure de la pariétale ascendante ; en arrière, elle s'arrête à la scissure perpendiculaire externe et va sur le lobe occipital ; c'est là le premier pli de passage pariéto-occipital externe de Gratiolet. La pariétale supérieure empiète également sur les deux faces interne et externe de l'hémisphère : sur la face externe, elle porte le nom de lobule pariétal supérieur ; sur la face interne, elle forme le lobule quadrilatère ou precuneus.

La circonvolution pariétale inférieure, ou lobule pariétal inférieur, est séparée de la pariétale supérieure par le sillon interpariétal qui parcourt le lobe pariétal dans toute son étendue. Elle naît en avant du pied de la pariétale ascendante, contourne l'extrémité de Sylvius et se divise en deux branches : une supérieure, qui devient le deuxième pli de passage pariéto-occipital, une inférieure, qui se joint à la première temporale. La partie qui est à cheval sur la terminaison de la scissure de Sylvius, se renfle en une masse assez volumineuse qui est le pli courbe ou gyrus angularis. Le pli courbe se dirige d'abord en haut et en arrière, puis s'infléchit en bas et en avant en contournant l'extrémité du sillon parallèle et se continue avec la deuxième circonvolution temporale.

Le lobe pariétal est irrigué par l'artère cérébrale antérieure et surtout par la cérébrale moyenne ; la partie toute supérieure de la pariétale supérieure et le lobule quadrilatère reçoivent des ramifications venant de l'artère cérébrale antérieure. Tout le reste du lobe pariétal dépend de la cérébrale moyenne ou sylvienne ; l'artère pariétale inférieure se distribue à la partie de la première pariétale qui est en rapport avec le sillon interpariétal et à la circonvolution pariétale inférieure. Quant au pli courbe, il reçoit la branche terminale de l'artère sylvienne qui se porte en arrière dans la région du pli courbe.

## I. — RAMOLLISSEMENTS AVEC CÉCITÉ VERBALE

Les ramollissements qui ont détruit l'écorce cérébrale au niveau du pli courbe se révèlent souvent par un symptôme caractéristique qui est la cécité verbale. Il s'agit d'un malade qui, après une ou plusieurs attaques apoplectiformes, entend et comprend les paroles qu'on lui adresse, parle lui-même facilement, mais est devenu incapable de lire un texte écrit ou imprimé. Les mots écrits ont perdu pour lui toute signification ; il ne voit plus que des hiéroglyphes qu'on aurait tracés sur le papier et qui ne réveillent chez lui aucune image visuelle antérieure. « La cécité verbale, dit Bernard, met le sujet dans l'impossibilité de lire les lettres, les syllabes placées sous ses yeux, tandis qu'il en distingue encore la position relative, la silhouette, l'arrangement général. » En effet, les mots écrits sont considérés par le malade comme un dessin dont il peut suivre les plus petits détails, mais qu'il lui est impossible d'interpréter ; s'il veut écrire, il écrit comme s'il avait les yeux fermés et il ne peut se relire. Cependant il peut jouer aux cartes, aux dominos, déchiffrer des rébus comme le ferait un sujet normal. Certains de ces malades, anciens commerçants, sont capables de reconnaître les signes de la notation secrète qu'ils employaient avant leur maladie pour cacher la valeur de leurs marchandises.

La cécité verbale arrive, selon les cas, à un degré plus ou moins prononcé. Dans les cas graves, les lettres mê-

me ne sont pas reconnues : on dirait que l'on présente au
malade non des mots usuels, mais des mots écrits en chi-
nois ou en arabe.

A un degré moindre, il y a seulement de l'asyllabie ;
le sujet reconnaît et peut lire les lettres, mais il ne sait
plus comment elles doivent être groupées pour former les
syllabes et les mots.

Très généralement, si on présente au malade son nom
écrit, il le reconnaît et le lit sans grande difficulté ; on
s'explique cette particularité si on se souvient que l'image
visuelle du nom propre est une des plus anciennes que
l'individu ait pu acquérir et une de celles qui sont le plus
fréquemment répétées.

Le nom propre peut aussi être reconnu plutôt que lu,
par son aspect général, sa longueur, la manière dont sont
groupés les caractères. Il arrive, du reste, assez souvent,
dans les cas légers, que certains mots sont en quelque
sorte devinés par le malade qui les voit entourés d'autres
mots qu'il est capable de reconnaître ; en pareille occur-
rence, la cécité verbale pourrait passer inaperçue si elle
n'était recherchée avec soin.

Les sujets atteints de cécité verbale s'efforcent souvent
de remplacer l'image visuelle du mot par des images auditives ou tactiles ; certains essaient d'évoquer dans le
cerveau l'image motrice des mots qu'ils cherchent à lire ;
d'autres lisent en suivant du doigt le contour des lettres.

La cécité verbale entraîne parfois l'impossibilité de lire
les chiffres, les formules mathématiques ; mais ces faits
sont rares et, presque toujours, la lecture des nombres est
plus facile que celle des mots.

Quant à la lecture musicale, elle est parfois rendue très
difficile ; on cite des observations (Finkelburg, Charcot)

de sujets qui étaient incapables de lire les notes et de déchiffrer, tandis qu'ils pouvaient jouer de mémoire un morceau appris depuis longtemps.

La cécité verbale peut s'accompagner, bien que ce fait soit assez rare, de l'aphasie optique décrite par Freund ; dans ce cas, le malade reconnaît les objets qu'on lui présente, mais il ne peut en dire le nom ; la mémoire optique des objets n'est plus suffisante pour mettre en action les centres d'articulation des mots. Il suffit souvent du secours d'un autre sens, le toucher par exemple, pour faire revenir le souvenir du mot : l'objet, tenu dans la main, peut être nommé sans hésitation.

Enfin, on a décrit la cécité psychique, c'est-à-dire le manque d'interprétation de la nature des objets ; ces derniers sont vus dans tous leurs détails, mais ne sont pas reconnus, parce qu'ils ne réveillent aucun souvenir ; la cécité psychique peut même s'étendre jusqu'aux personnes.

Il est rare que la cécité verbale existe seule ; dans la très grande majorité des cas, elle est accompagnée d'agraphie, d'aphasie motrice, de surdité verbale ou de paraphasie ; on s'en rend facilement compte dans les observations que nous citons.

Tous les symptômes que nous venons d'énumérer dans une description d'ensemble de la cécité verbale traduisent des lésions siégeant à l'écorce dans la région du pli courbe de l'hémisphère gauche ; ces lésions ont souvent des ramollissements comme nous allons le montrer en passant en revue quelques observations que nous avons choisies parmi les plus précises et les plus nettes. Cela nous prouvera en même temps de quelle importance ont été les ramollissements pour l'étude de la cécité verbale et pour la localisation de son centre sur l'écorce cérébrale.

Une observation de Déjerine, publiée en 1891, se rapporte à un cas de ramollissement occupant les trois quarts inférieurs du pli courbe gauche ; le malade avait présenté de la cécité verbale complète avec agraphie et paraphasie passagère.

## OBSERVATION XVII (1)

### (Résumée)

Sej...., 66 ans, terrassier, à Bicêtre depuis le commencement de 1890. A 56 ans, très légère atteinte d'hémiplégie droite ayant presque complètement disparu aujourd'hui, et non accompagnée de troubles de la parole. Quelque temps après son entrée à Bicêtre, S..... s'aperçoit, un matin qu'il ne peut plus lire son journal.

*État actuel* le 12 février. — Parésie droite à peine appréciable. Le facial est intact, la sensibilité normale. Pas de surdité verbale, comprend très bien toutes les questions. Mimique très expressive. Le malade est incapable de comprendre l'imprimé ou l'écriture cursive ; il ne peut dénommer aucune des lettres de l'alphabet (cécité verbale et littérale). Il peut cependant lire son nom ; il reconnaît et nomme tous les objets qu'on lui montre. Il existe des troubles de la parole ; le malade prend un mot pour un autre (paraphasie).

*Écriture*. — Le sujet tient maladroitement la plume et ne sait écrire que son nom, les caractères étant très défectueusement tracés.

_____

(1) Déjerine. Sur un cas de cécité verbale avec agraphie. (*Société de biologie*, 1891).

10 mars. — La paraphasie disparaît ; les troubles de l'écriture sont tout aussi accusés ; l'alexie n'a pas changé.

5 novembre. — Légère amélioration de la cécité verbale ; S..., reconnaît certaines lettres. L'écriture spontanée et sous la dictée est toujours impossible. — Mort le 20 novembre.

*Autopsie.* — Sur l'hémisphère gauche, foyer de ramollissement cortical (plaque jaune) de la grandeur d'une pièce de 5 francs occupant les trois quarts inférieurs du pli courbe et se terminant en pointe vers la scissure perpendiculaire externe. Tout le reste de la corticalité est intact.

Coupe de Flechsig : le ramollissement pénètre en forme de coin jusqu'à la corne occipitale du ventricule latéral en sectionnant les radiations de Gratiolet.

Sur l'hémisphère droit, deux petits foyers de ramollissement siégeant l'un dans le putamen, l'autre dans la partie antérieure de la couche optique.

Sérieux a publié, en 1892, une observation de ramollissement ayant occupé tout le lobule pariétal inférieur gauche y compris le pli courbe ; la malade avait présenté de l'alexie littérale et verbale, de l'agraphie et un peu de paraphasie.

## OBSERVATION XVIII (1)

### (Résumée)

V..., 73 ans, entré le 29 septembre 1891 à l'asile de Villejuif. On constate qu'elle entend et comprend très bien les questions qu'on lui pose. Il existe un certain degré

---

(1) Sérieux. — Société de biologie, 1892.

d'amnésie verbale ; elle cherche longtemps et parfois inutilement ses mots. La lecture et l'écriture sont impossibles ; la vision est intacte; elle distingue bien les objets, mais ne peut lire les mots et les lettres imprimées. La main droite, qui a conservé tous ses mouvements, ne peut tenir une plume, ne sait tracer aucune lettre, bien qu'auparavant la malade sût parfaitement écrire. Peu de temps après, V..., se met à faire des exercices d'écriture et arrive à former les lettres dont le dessin est des plus simples : m, n, o, u. Dans le courant de novembre, on constate que l'intelligence est normale ; il n'existe pas de troubles paralytiques ; la malade comprend les questions : il n'y a donc pas de surdité verbale, mais un peu de paraphasie. Pas de cécité psychique. En revanche, la cécité verbale est des plus accentuées ; la malade reconnaît un certain nombre de lettres, mais la lecture d'un mot est des plus difficile ; l'écriture cursive est presque indéchiffrable. L'agraphie est encore très nette ; il est impossible pour la malade d'écrire son nom et son adresse ; l'écriture sous la dictée et la copie sont tout aussi défectueuses.

Le 23 novembre, survint une attaque apoplectiforme suivie d'état comateux, avec résolution du côté gauche, contractures à droite.

*Autopsie.* — Les artères vertébrale, basilaire, sylvienne sont très athéromateuses; un caillot gelée de groseille remplit les ventricules médian et latéraux.

Hémisphère gauche. Il n'y a d'autre lésion qu'un foyer de ramollissement situé en arrière de la pariétale ascendante. Ce foyer, plus étendu qu'une pièce de 5 francs, occupe tout le lobule pariétal inférieur y compris le pli courbe.

Les méninges sont adhérentes, les circonvolutions

sont jaunâtres, ramollies et atrophiées à la périphérie, réduites au centre à une coque mince, qui se rompt facilement et laisse écouler un liquide jaunâtre. Les circonvolutions avoisinantes du lobe pariétal supérieur, la partie postérieure de la première et de la deuxième temporale sont jaunâtres et atrophiées.

Sur l'hémisphère droit, pas de lésions corticales.

L'hémorragie qui a déterminé la mort s'était faite au niveau de la moitié antérieure du segment postérieur de la capsule interne.

Une observation de Mirailié (1) présente un cas de cécité verbale avec agraphie chez un malade atteint de ramollissement de la pariétale inférieure gauche et du pli courbe.

## OBSERVATION XIX

### (Résumée)

Joseph Si..., 76 ans, pas d'antécédents héréditaires. Le malade aurait eu jadis une paralysie du côté droit du corps occupant le bras et la jambe. Il y a 8 ans, il se réveille atteint d'une hémiplégie droite avec troubles de la parole qui disparaissent au bout de 2 jours. La motilité revient peu à peu à la jambe; le bras resta parésié.

Le 30 avril 1890, le malade est frappé d'un ictus apoplectique avec coma, résolution complète, surtout à droite, paralysie du facial inférieur droit; au bout d'une semaine, le coma se dissipe et on constate une hémiplégie droite.

_____

(1) Thèse de Paris, 1896.

Après plusieurs rechutes suivies d'amélioration, le malade présente une hémiplégie droite très légère, de la surdité verbale avec paraphasie. Il y a enfin de la cécité verbale : les questions posées par écrit ne sont pas comprises ; il en est de même de l'imprimé.

En août 1891, l'hémiplégie droite a disparu et la surdité verbale a beaucoup diminué. Le malade reconnaît très bien les objets, mais ne peut les nommer. L'écriture spontanée est impossible ; de même pour la copie d'un texte, le malade trace des traits informes.

En novembre 1893, la paraphasie est la même ; la surdité verbale a presque complètement disparu. La cécité verbale a un peu diminué ; le malade peut lire quelques mots usuels. L'écriture est toujours impossible.

En 1894, la force musculaire est très diminuée ; il existe de la paraphasie pour la parole spontanée et pour la lecture à haute voix. La lecture mentale est aussi très altérée. Le malade reconnaît quelques mots, son nom, par exemple, mais pas toujours. Il devine le sens de certaines phrases où quelques mots le frappent ; mais, si on lui donne un ordre par écrit, il ne comprend pas et regarde son interlocuteur comme pour lui demander des explications. Il comprend les chiffres isolés, mais ne comprend plus les nombres de deux chiffres.

*Autopsie.* — L'hémisphère droit ne présente aucune lésion.

Hémisphère gauche. — Les circonvolutions situées en arrière de l'extrémité postérieure de la scissure de Sylvius sont amincies ; elles présentent au palper une mollesse toute spéciale ; la partie postérieure de la pariétale inférieure, la partie antérieure du pli courbe et le gyrus supra-marginalis sont manifestement altérés.

L'examen microscopique permet de constater l'existence d'un foyer important occupant la rigole de l'insula.

## II. — RAMOLLISSEMENT AVEC BLÉPHAROPTOSE

Les ramollissements qui se produisent dans la région du pli courbe peuvent encore se révéler par un autre symptôme qui est la chute de la paupière supérieure. Ces cas de blépharoptose due à un ramollissement sont assez rares; on a d'ailleurs vivement discuté la localisation du centre du releveur de la paupière, et, à côté d'observations tout à fait probantes ayant montré à l'autopsie une lésion du pli courbe, on cite des cas de blépharoptose produits par la lésion d'une tout autre région de l'écorce, ou bien des cas de lésion du pli courbe sans blépharoptose.

Déjà, en 1876, M. le professeur Grasset avait publié une observation de méningite se rapportant à un malade chez lequel on avait noté la chute de la paupière ; à l'autopsie on trouva une large plaque hémorragique siégeant à l'extrémité du sillon parallèle. L'année suivante, Landouzy publia une observation tout aussi nette ; il s'agissait d'une tumeur gliomateuse ayant détruit le pli courbe.

Mais plus récemment, nous trouvons des observations de ramollissement dues à Chauffart (1881), à Surmont (1881) et à Lemoine (1887), observations qui paraissent inattaquables.

L'observation de Chauffard (1) se rapporte à un ramollissement occupant le lobule pariétal inférieur et le pli courbe. En voici le résumé :

_____

(1) *Revue de Médecine*, 1881.

## OBSERVATION XX

(Résumée)

C... garçon de café, athéromateux à cœur hypertrophié et dilaté, entre dans le service du Pr Jaccoud pour des phénomènes d'asystolie lente et progressive qui, après avoir paru s'amender, font périr le malade. Trois jours avant la mort, apparaissent une cécité et une surdité complètes et une blépharoptose droite incomplète;

*Autopsie.* — Foyer de ramollissement rouge, circulaire, de la dimension d'une pièce de 5 francs occupant le lobe pariétal inférieur et le lobule du pli courbe. En haut, il s'avance jusqu'à la scissure interpariétale sans la dépasser, en bas il est à cheval sur l'extrémité supérieure de la scissure parallèle et des deux circonvolutions qui la limitent. Le foyer occupe toute la substance grise et un peu de la substance blanche.

Surmont (1) a eu l'occasion d'observer dans le service du professeur Vannebroucq un cas de blépharoptose suivi d'autopsie, montrant un ramollissement de la moitié inférieure du lobule pariétal inférieur et de la partie antérieure du pli courbe.

## OBSERVATION XXI

(Résumée)

Le 5 juin 1886, on apporte à l'hôpital le nommé V.... qui a tenté de se suicider pendant un accès d'ivresse. Il présente : 1° une chute de la paupière supérieure droite

---

(1) Thèse de Lille, 1886.

qui reste presque complètement close lorsque l'autre se
relève, 2° un abaissement de la commissure des lèvres
du côté droit ; 3° une rotation à droite de la tête, qui,
placée dans sa position normale ou tournée à gauche,
revient à sa position première.

Pas de troubles de la motilité des membres, que le
patient remue parfaitement lorsqu'on lui en intime l'ordre.

En même temps, pneumonie droite ; le malade meurt le
6 juin.

*Autopsie.* —Dégénérescence graisseuse du cœur ; lésions
de broncho-pneumonie à la base du poumon droit.

Sur l'hémisphère gauche, on constate une plaque à
teinte hémorragique ayant 4 cm. de long sur 3 cm. de
largeur, étendue dans la direction de la scissure de Sylvius. A ce niveau, si on enlève la pie-mère, on la voit
adhérer à la substance cérébrale et l'entraîner par frag-
ments ramollis. La lésion occupe la moitié supérieure du
tiers postérieur de la première temporale, la moitié inférieure du lobule pariétal inférieur et la division antérieure
du lobule du pli courbe.

Enfin, Lemoine (1) a publié l'observation suivante, qui
est aussi favorable à la théorie du centre du releveur dans
le pli courbe :

### OBSERVATION XXII

#### (Résumée)

J..., 42 ans, a eu, 6 mois avant son entrée, une attaque
apoplectiforme après laquelle il s'aperçut qu'il ne pouvait
plus relever la paupière droite et que tout le côté gauche,

_____

(1) *Revue de Médecine*, 1887.

le bras surtout, était parésié. Cette parésie disparut bientôt, mais le ptosis persista. On le fit entrer à l'asile d'Armentières pour des troubles intellectuels. A l'examen, on constate que l'œil droit est entièrement recouvert par la paupière et qu'il y a un léger strabisme en dehors, sans qu'on puisse savoir s'il existait avant le ptosis. Les mouvements de tous les muscles sont intacts et les mouvements associés sont normaux. Les artères sont athéromateuses ; alcoolisme probable. Au cœur, on entend un bruit présystolique à la pointe et un dédoublement du deuxième temps.

Le 27 janvier 1887, on voit survenir des attaques apoplectiformes ; la jambe gauche et le bras gauche sont paralysés. Le réflexe rotulien est aboli à gauche, exagéré à droite ; pas de déviation de la face. Le malade entre dans le coma et meurt dans quelques jours.

*Autopsie.* — Cœur : le volume est normal ; les valvules de l'orifice mitral sont déformées, couvertes de nodosités ; insuffisance.

*Encéphale.* — Sur l'hémisphère gauche, la pie-mère laisse voir une tache hémorragique au niveau de la partie supérieure de la pariétale ascendante ; piqueté hémorragique de la substance corticale à ce niveau. Sur l'hémisphère droit, petit point hémorragique siégeant sur la deuxième frontale. Au niveau du pli courbe, une petite dépression en rapport avec une masse ramollie qui occupe la région du pli courbe et s'étend de l'extrémité de Sylvius à la scissure interpariétale. Il s'agit d'un ramollissement ancien : bouillie blanc jaunâtre d'une faible épaisseur, occupant les couches profondes de la substance grise.

Les observations aussi précises que les trois précédentes

sont rares et on ne doit pas oublier qu'il existe un grand
nombre d'observations négatives : Surmont cite dans sa
thèse 50 observations de lésions diverses du pli courbe
sans blépharoptose. Cependant, la valeur des observations
positives reste intacte et la localisation du centre du releveur dans le pli courbe ne doit pas être repoussée comme
une hypothèse inacceptable. Quoiqu'il en soit, nous tenions
seulement à souligner la valeur des observations de ramollissements que nous avons citées ; c'est surtout grâce à
elles que s'est élevée la théorie de la localisation du centre
du releveur de la paupière.

### III. — RAMOLLISSEMENTS AVEC DÉVIATION CONJUGUÉE DE LA TÊTE ET DES YEUX

Les ramollissements ont aussi joué un rôle dans la
question du centre de la déviation conjuguée ; ici encore,
on ne connaît qu'un très petit nombre d'observations
précises, et les auteurs ne s'accordent pas sur le siège
qu'occupe ce centre dans l'écorce.

En quoi consiste ce syndrome? A la suite d'une attaque d'apoplexie, et particulièrement dans les cas graves,
on constate une légère inclinaison de la tête sur le côté
opposé au sens, droit ou gauche, vers lequel la face est
tournée. Les yeux sont déviés dans le même sens que la
face, d'où le nom de déviation conjuguée. Si on prend
la tête du sujet et qu'on la ramène à une position médiane,
elle revient à sa position première, parfois comme sous
l'influence d'un ressort ; cette manœuvre peut présenter
des difficultés et être douloureuse pour le malade. La
déviation oculaire est plus ou moins prononcée ; elle est
parfois très légère et il faut examiner de face la tête du

malade pour la découvrir; généralement, elle est telle
que les iris arrivent jusqu'à l'angle externe de l'œil; ils
sont même parfois recouverts en partie par la commissure.
Si le malade a sa connaissance, on peut le provoquer à
ramener les yeux dans leur position normale, mais la
déviation se reproduit bien vite.

La déviation conjuguée se fait toujours dans le même
sens, selon la loi de Vulpian et Prévost. « La déviation
se fait du côté opposé à la paralysie; le malade regarde
sa lésion. » Cette loi a été complétée depuis les travaux de
Landouzy et de M. le professeur Grasset, qui s'exprime
ainsi: « Dans les lésions d'un hémisphère, quand il y a
déviation conjuguée, le malade regarde ses membres convulsés s'il y a excitation, et regarde sa lésion s'il y a paralysie. On retiendra cette règle en raisonnant sur l'oculo-
moteur comme on raisonne sur le facial : quand il y a
excitation, les traits sont tirés du même côté que les
membres convulsés ; quand il y a paralysie, les traits
sont tirés du côté opposé aux membres paralysés. »

La déviation conjuguée s'explique sans peine, si on
adopte la séduisante théorie de M. le professeur Grasset:
l'écorce cérébrale ne contiendrait pas un centre différent
pour chacun des nerfs moteurs de l'œil; mais il y aurait
dans chaque hémisphère un centre qui commanderait au
droit externe d'un œil et au droit interne de l'autre; muscles que nous contractons toujours simultanément quand
nous portons notre regard à droite ou à gauche, et qui
sont innervés, au point de vue purement physiologique et
clinique, par un seul nerf, le nerf hémi-oculomoteur dex-
trogyre ou lévogyre (Grasset). Avec le centre du droit
externe d'un côté, et du droit interne de l'autre, se trou-
verait le centre des muscles rotateurs de la tête parmi

lesquels le plus important est le sterno-mastoïdien innervé par le spinal ; les nerfs commandant aux muscles rotateurs de la tête s'entre-croiseraient comme les nerfs rotateurs des yeux.

On a cherché depuis longtemps à déterminer le centre cortical qui est en rapport avec ce syndrome. Pour le professeur Grasset, il serait « dans les circonvolutions qui coiffent le fond de la scissure de Sylvius et le pli courbe » et d'après Landouzy « sur le lobule pariétal inférieur et, d'une façon plus précise, sur le pied du lobule pariétal inférieur. » Cette théorie a été très discutée par certains auteurs, qui placeraient le centre de la déviation conjuguée au niveau du pied des première et deuxième frontales.

Il existe cependant plusieurs observations de ramollissement qui sont favorables à la localisation dans le pli courbe, par exemple, l'observation suivante, publiée par le professeur Grasset (1) :

### OBSERVATION XXIII

#### (Résumée)

Il s'agit d'un homme hémiplégique gauche, gâteux et dément. Il a, en outre, de la glossoplégie allant jusqu'au mutisme ; il ne peut fermer les paupières ; la tête est presque toujours déviée à gauche. Les yeux sont également dirigés vers la gauche et ne peuvent dépasser la ligne médiane quand on dit au malade de regarder à droite.

*Autopsie.* — Ramollissement ancien du noyau lenticu-

---

(1) Des localisations dans les maladies cérébrales, 1880.

laire droit, ramollissement superficiel du pli courbe
gauche. Celui du noyau lenticulaire expliquerait l'hémiplégie gauche; celui du pli courbe expliquerait les troubles de la motilité des yeux et des paupières.

Une observation de De Boyer, rapportée dans sa thèse,
est tout aussi précise, bien qu'un peu trop écourtée.

## Observation XXIV

Déviation conjuguée des yeux sans paralysie. On trouve
un ramollissement cortical en dehors des points moteurs,
occupant le bord antérieur du deuxième sillon temporal
et un second foyer situé juste sur le pli courbe et le lobule
pariétal inférieur dans sa moitié postérieure.

L'observation de Surmont, que nous avons citée dans
le chapitre précédent, est aussi un exemple de ramollissement du pli courbe avec déviation conjuguée.

Prévost (1) cite dans sa thèse plusieurs observations
analogues. Sa quatrième observation, par exemple, est
un ramollissement occupant les circonvolutions temporales et plongeant en arrière jusqu'au pli courbe ; sa
vingt-deuxième, un ramollissement du lobe moyen et postérieur au niveau de leur face latérale.

Comme pour le centre du releveur, nous n'entrerons
pas dans la discussion, ce qui serait sortir de notre sujet.
les lésions les plus diverses ayant été invoquées par les
auteurs. Nous nous contenterons de faire remarquer qu'il

(1) Thèse de Paris, 1868.

existe des observations de ramollissement qui sont des arguments en faveur de la localisation du centre de la déviation conjuguée dans le pli courbe.

Le lobule quadrilatère ou précuneus fait partie de la face interne du lobe pariétal ; dans le cas où un ramollissement détruit cette région, on n'observe pas de symptômes particuliers, conclusion qui résulte de l'observation suivante publiée par Picot (1) : un malade avait présenté une hémiplégie droite ; on trouve un ramollissement de la pariétale ascendante gauche ; mais, en examinant l'hémisphère droit, on découvre un foyer de ramollissement occupant le lobule quadrilatère, qui est détruit dans toute son étendue.

---

(1) *Gazette des Sciences médicales de Bordeaux*, 1881.

# CHAPITRE IV

## RAMOLLISSEMENTS DU LOBE OCCIPITAL.

Les ramollissements de la face interne du lobe occipital ont contribué pour beaucoup à déterminer l'existence du centre de la vision et à préciser rigoureusement le siège occupé par le centre visuel sur cette face.

Elle est nettement délimitée en avant par la scissure perpendiculaire interne ou occipito-pariétale, qui la sépare du lobe pariétal. Une scissure importante, la scissure calcarine, la parcourt horizontalement et vient rencontrer la scissure perpendiculaire interne qui a suivi une direction oblique de haut en bas et d'arrière en avant. Ces deux scissures circonscrivent ainsi un espace triangulaire qui est le cuneus ou lobule du coin. Au point où les scissures calcarine et perpendiculaire interne semblent se réunir, on voit, lorsqu'on les entre-bâille, se détacher du sommet du *coin* un pli de passage qui se dirige en avant vers la partie postérieure de la circonvolution du corps calleux : c'est le pli cunéo-limbique de Broca.

Au dessous de la scissure calcarine et limité en bas par le sillon temporo-occipital interne, se trouve le lobule lingual; ce dernier commence en arrière au pôle occipital et se dirige en avant vers le bourrelet du corps calleux, il se continue là avec la circonvolution de l'hippocampe.

La moitié inférieure du lobule lingual fait partie de la face inférieure du lobe occipital. Le lobule fusiforme, ou première circonvolution temporo-occipitale, occupe le reste de cette face inférieure ; il se continue en arrière avec la troisième circonvolution occipitale et en avant avec la première circonvolution temporo-occipitale.

Lorsqu'un foyer de ramollissement se produit sur le territoire des trois lobules que nous venons de passer en revue (cuneus, lobule lingual, lobule fusiforme), la lésion primitive consiste en une obstruction par embolie ou thrombose de l'artère cérébrale postérieure. Cette artère, née de la bifurcation du tronc basilaire, se divise en trois branches, dont les deux postérieures sont surtout importantes ; la deuxième branche, ou artère temporale postérieure, se distribue à la partie postérieure du lobe temporal, à la troisième circonvolution occipitale et à une partie du lobe fusiforme, la troisième branche, artère occipitale, irrigue la surface du cuneus, la scissure calcarine et la partie la plus reculée des lobules lingual et fusiforme.

Telle est la région de l'écorce dans laquelle se trouve localisé, comme nous allons le décrire, le centre de la vision. On savait depuis longtemps, par les expériences des physiologistes, que le lobe occipital est en rapport avec la vision ; Goltz, Luciani, Munck, Vialet, Hédon, ont enlevé des parties de ce lobe et reconnu l'existence de troubles visuels particuliers chez les animaux opérés.

Mais ces troubles ont pu être observés avec beaucoup plus de précision chez l'homme, et l'étude attentive de certains malades atteints de ramollissement et présentant de l'hémianopsie a permis de préciser et de vérifier par l'autopsie quel est exactement le siège du centre de la vision. Les observations que nous rapportons à ce point de vue en sont des exemples très nets.

Tout d'abord, qu'est-ce que l'hémianopsie ? C'est un trouble de la vision consistant en l'insensibilité de la moitié des deux rétines ; elle est homonyme lorsque c'est la même moitié de chaque rétine qui est insensible, la moitié droite, par exemple ; dans ce cas, la moitié gauche des objets n'est pas perçue et on a une hémianopsie homonyme gauche. Il faut remarquer, en effet, que les mots d'hémianopsie droite ou gauche ne se rapportent pas à la moitié de la rétine qui est insensible, mais à la moitié du champ visuel dans laquelle les objets ne sont pas vus.

L'hémianopsie s'explique facilement si on suit le trajet des voies optiques depuis la rétine jusqu'à l'écorce occipitale. Les nerfs optiques, sortis de l'orbite par le trou optique, arrivent sur la gouttière du sphénoïde où ils forment le chiasma qui se continue par les bandelettes optiques ; mais, dans les bandelettes, la disposition des fibres a changé ; il s'est fait dans le chiasma un entre-croisement des faisceaux internes, tandis que les faisceaux externes restaient directs. Après le chiasma, on a donc ce que le professeur Grasset a coutume d'appeler les nerfs hémioptiques, contenant les fibres des deux moitiés homonymes des deux rétines. De là, les bandelettes optiques contournent les pédoncules cérébraux et vont se terminer dans les tubercules quadrijumeaux antérieurs et les corps genouillés ; ce sont là des neurones de relais, dont les prolongements (radiations de Gratiolet) vont se terminer dans l'écorce.

L'hémianopsie est facile à observer dans les ramollissements de la zone visuelle interne : un malade de Vialet, lorsqu'il veut regarder un objet, est obligé de tourner sa tête à gauche et ne s'arrête que lorsque sa ligne de regard a dépassé l'objet qu'il veut fixer. Lorsque plusieurs personnes entourent son lit, le malade ne voit que celles qui sont situées à gauche ; il ne s'aperçoit de la présence des autres que lorsqu'elles viennent se placer dans la moitié gauche de son champ visuel.

Touche dit, en parlant d'un de ses malades : « En examinant le champ visuel au campimètre, on constate qu'à droite il faut absolument arriver sur la ligne médiane pour que le malade voie à la fois le point de mire et le curseur. »

Quel est le territoire de l'écorce dont la lésion produit l'hémianopsie ? Lorsqu'on parcourt les observations de ramollissement avec hémianopsie, on est frappé de l'uniformité du siège des lésions : la scissure calcarine et le cunéus sont atteints dans tous les cas. Vialet indique comme siège du ramollissement tantôt la scissure calcarine et le quart antérieur du cunéus, tantôt le cunéus tout entier, tantôt le lobule lingual, le lobule fusiforme et le cunéus. Voici deux de ses observations :

## OBSERVATION XXV (1)

### (Résumée)

H.., 80 ans, entré à Bicêtre le 12 janvier 1883, tombé peu à peu dans le gâtisme.

Le 15 mars 1892, le malade est dans le décubitus dor-

---

(1) Vialet. Thèse de Paris, 1893.

sal, incapable de répondre à une question, il regarde son interlocuteur d'un air hébété. On constate un affaiblissement notable du bras et de la jambe droits, mais la paralysie est loin d'être complète ; elle est marquée au membre supérieur. La sensibilité est diminuée dans tout le côté droit ; il existe de plus un retard dans les perceptions. Au bout de quelques jours, le malade semble sortir un peu de sa torpeur.

Le 20 mars, l'état psychique s'est amélioré ; le malade paraît comprendre les questions qu'on lui adresse. Les pupilles sont égales et réagissent à la lumière et à l'accommodation ; on est frappé de ce fait que, lorsque le malade veut regarder un objet, il est obligé de tourner sa tête à gauche, et ne s'arrête que lorsque la ligne de regard a dépassé l'objet qu'il veut fixer.

Lorsque plusieurs personnes entourent son lit, le malade ne voit que celles qui sont situées à sa gauche ; il ne s'aperçoit de la présence des autres que lorsqu'elles viennent se placer dans la moitié gauche de son champ visuel.

Le 25, le malade est retombé dans un état subcomateux, il succombe le 30.

*Autopsie.* — Hémisphère gauche. Il existe un ramollissement blanc occupant la moitié postérieure de l'hémisphère, siégeant dans l'écorce et la substance blanche. Ce ramollissement est récent et diffus.

Hémisphère droit. — Au premier abord, cet hémisphère paraît normal, cependant, en le décortiquant, on trouve à la face interne, au niveau de l'union de la perpendiculaire interne avec la calcarine, une plaque jaune de ramollissement ancien. Ce foyer occupe le fond de la scissure perpendiculaire interne, en se prolongeant un peu sur la calcarine ; en même temps, l'écorce du cunéus est atrophiée dans son quart antérieur.

## Observation XXVI (1)

(Résumée)

G..., 78 ans, frappé d'une attaque d'apoplexie, est encore dans le coma à son entrée à l'hôpital. Ne présente ni paralysies, ni contractures de la face. La tête est tournée à gauche ; les pupilles sont contractées et égales, réagissant à la lumière. Membre supérieur droit contracturé en flexion, membre inférieur en extension, avec exagération des réflexes.

Le malade sort du coma ; troubles du sens musculaire du côté droit ; pas d'aphasie motrice ni de surdité verbale. Tous les mouvements des yeux sont possibles. L'examen du champ visuel permet de s'assurer qu'il existe une hémianopsie droite homonyme. Pas de déviation de la face, ni de la langue.

Le membre supérieur droit récupère sa force et sa souplesse ; il n'y a plus de trace de paralysie ; le malade peut marcher, bien qu'avec difficulté. Les divers modes de la sensibilité sont intacts.

Le malade sort de l'hôpital en septembre 1888 ; il y revient en mars 1889 ; il présente alors des idées de persécution avec hallucinations terrifiantes. Le délire ne varie pas jusqu'à la mort du malade, qui a lieu le 3 juillet.

*Autopsie.* — Cerveau. — Les grosses artères de la base

_____

(1) Vialet. Thèse de Paris. 1893.

sont très athéromateuses; la lumière de la cérébrale postérieure gauche est très rétrécie.

Hémisphère gauche. Plaque jaune au niveau de la partie moyenne de la première frontale; la partie antérieure des deuxième et troisième temporale est atteinte de ramollissement superficiel. La grosse lésion se trouve au niveau du cunéus; les trois circonvolutions qui, sur ce cerveau, forment le coin sont désorganisées par un ramollissement; le ramollissement le plus profond siège au niveau de la partie antérieure de ces circonvolutions.

La face inférieure du cervelet présente un kyste, par ramollissement, de la grosseur d'un noyau de pêche.

Touche (1) indique comme lésion, un ramollissement de tout le cunéus et d'une partie du lobule lingual.

## Observation XXVII

### (Résumée)

K..., 37 ans, hémiplégie droite depuis un an, parésie du facial inférieur; l'orbiculaire n'est pas paralysé. Il y a un strabisme externe évident qui n'existait pas avant l'attaque. Les mouvements du globe oculaire en haut et en dedans sont presque entièrement abolis; le mouvement d'abaissement est mieux conservé. Le malade a eu de la diplopie pendant la première année après l'attaque.

En examinant le champ visuel, on constate qu'à droite il faut absolument arriver sur la ligne médiane pour que le malade voie à la fois le point de mire et le curseur. A

_____

(1) *Archives générales de médecine*, 1899.

gauche, le champ visuel est rétréci, mais moins qu'à droite. Le membre supérieur droit est contracturé, surtout à l'épaule. Mouvements d'hémiathétose ; le pouce frotte contre l'index droit ; l'index et le médius se fléchissent et s'étendent sur un rythme très lent.

La jambe est contracturée en flexion légère ; le malade steppe.

*Autopsie.* — Hémisphère droit intact.

Hémisphère gauche — On trouve deux plaques de ramollissement ancien ; l'une, à la face externe, a l'étendue d'une pièce de 2 francs et siège au point où le gyrus supramarginalis se continue avec la partie postérieure de la 1re temporale. A la face interne, le ramollissement a détruit le cunéus tout entier, à l'exception de son extrême pointe et une partie du lobule lingual.

Ferrand a publié récemment (1) un cas de ramollissement du cunéus avec hémianopsie homonyme.

## OBSERVATION XXVIII

### (Résumée)

Le malade eut, en 1898, une perte de connaissance durant vingt minutes. Il tomba sur le côté droit, mais se releva bientôt sans aucune espèce de paralysie ; aucun trouble de la parole, intelligence intacte. A l'examen, on voit qu'il n'y a aucune hémiplégie ; les réflexes ne sont pas exagérés. Il peut fermer isolément les yeux et n'a au-

---

(1) Société de Neurologie, mai 1900.

cun trouble pupillaire. Seule, la langue est un peu déviée vers la droite.

En examinant sa vue, on remarque qu'il ne voit absolument pas du côté droit : le champ visuel, pris au campimètre, donne un schéma de l'hémianopsie latérale homonyme. La vision s'étend un peu au-delà de la ligne médiane. Rien de nouveau ne survint ensuite ; le malade est mort d'une bronchite.

*Autopsie.* — Large ramollissement ayant amené une atrophie qui occupe la partie postérieure de l'hémisphère gauche ; il porte surtout sur la face inférieure de l'hémisphère et sur le cunéus. Celui-ci est atteint dans sa totalité depuis la scissure perpendiculaire interne jusqu'à la scissure calcarine, et celle-ci a disparu. Au lobe temporooccipital, la moitié postérieure des deux circonvolutions qui le forment est altérée ; le sillon temporo-occipital interne qui les sépare a disparu dans sa partie postérieure ; le lobule fusiforme n'existe plus en arrière ; la 1re circonvolution temporo-occipitale est détruite dans toute sa partie postérieure qui borde la scissure calcarine.

Nous nous contenterons d'avoir cité les observations précédentes, qui sont parmi les plus précises. Elles sont relatives à des lésions d'un seul hémisphère ; mais qu'arrive-t-il si le ramollissement est bilatéral ? On observe alors une cécité complète. Les observations de Bouveret, de Touche, de Déjerine et Vialet, que nous allons citer, sont des exemples de cette cécité corticale.

## Observation XXIX (1)

(Résumée)

R..., 72 ans, est admis à l'hôpital le 12 octobre 1887. On l'a trouvé appuyé contre un arbre qu'il serrait entre ses bras et incapable de se conduire. A l'examen, la respiration est calme, le pouls fréquent et irrégulier, pas de fièvre. L'intelligence est obscurcie ; cependant, le malade entend et comprend les questions qu'on lui pose. Le regard est vague, incertain. On s'aperçoit que la vision est abolie ; le malade cherche en tâtonnant les objets qu'on lui présente. La mémoire est profondément troublée ; le malade ne se souvient ni de son nom ni de son âge.

Pas de troubles de la motilité ni de la sensibilité. A l'ophtalmoscope, les papilles sont saines ; la droite est légèrement pigmentée.

Bruits du cœur irréguliers, mais normaux, rien aux poumons. — Albumine dans l'urine.

Le 21 octobre, légère hémiplégie gauche avec un peu d'hyperthermie ; le lendemain, le malade tombe dans le coma et meurt.

*Autopsie.* — Les grosses artères de la base sont athéromateuses ; les deux artères cérébrales postérieures sont oblitérées par un caillot fortement adhérent aux parois. En rapport avec ces oblitérations artérielles, on trouve deux foyers de ramollissement.

A gauche, le foyer occupe tout le coin, sauf une mince

---

(1) Bouveret, *Lyon médical*, 1887.

bande d'un demi-centimètre environ, située en arrière; la moitié postérieure de la 2ᵉ circonvolution temporo-occipitale, sauf encore une mince bande en arrière; la moitié postérieure de la 1ʳᵉ temporo-occipitale, sauf la même bande postérieure.

A droite, le ramollissement est plus étendu; il occupe tout le *coin*, sauf une très mince bande de 2 à 4 mm. sur la lèvre postérieure de la scissure perpendiculaire interne, et les deux tiers postérieurs de la première et de la seconde temporo-occipitales. Le ramollissement se prolonge un peu sur la face externe du lobe occipital, comme du côté gauche.

Le cœur est volumineux, le ventricule gauche hypertrophié; on trouve des thrombus anciens dans l'auricule gauche et le ventricule gauche.

## OBSERVATION XXX (1)

L...., 71 ans, hémiplégie droite ancienne; le membre inférieur droit est atrophié; exagération du réflexe patellaire. Le membre supérieur droit présente de la contracture au coude et surtout à l'épaule. Les doigts de la main droite sont en extension, animés de très lents mouvements de rapprochement et d'écartement. — Un peu de diminution de la sensibilité au contact et à la douleur sur le côté droit. Le malade a perdu la vision de l'œil gauche par accident; depuis l'hémiplégie, la cécité est complète.

*Autopsie.* — A l'hémisphère gauche, la face interne porte une plaque de ramollissement au niveau du lobe

---

(1) Touche, *Archives générales de médecine*, 1899.

occipital, elle commence à la scissure calcarine, dont elle occupe les deux lèvres ; elle détruit tout le lobe lingual auquel elle correspond assez exactement.

Déjerine et Vialet ont présenté à la Société de Biologie (1) l'encéphale d'un malade atteint de cécité corticale.

Hémisphère gauche.— A la face interne du lobe occipital, ramollissement portant spécialement sur la partie postérieure du lobule lingual ; le lobule fusiforme paraît sain ; la scissure calcarine est élargie par suite de l'atrophie des deux lèvres qui la bordent. Le cunéus est réduit de volume. Petite plaque jaune atrophique sur la première occipitale de la face externe.

Hémisphère droit. — Deux foyers. la plaque jaune supérieure siège sur le cunéus tout entier, avec maximum de lésion sur la partie centrale ; la substance cérébrale est transformée en une membrane jaunâtre très mince, qu'il suffit de crever pour pénétrer dans la corne postérieure. La partie supérieure du lobule lingual est saine ; le reste et le lobule fusiforme sont détruits par une plaque jaune volumineuse qui commence à 2 cm. du pôle occipital et s'étend en avant dans les deux circonvolutions temporo-occipitales sur une étendue de 6 centimètres.

_____

(1) Société de Biologie, 1893.

# DIAGNOSTIC

Le diagnostic des ramollissements extra-rolandiques est ordinairement des plus délicats, tant l'ensemble des symptômes présentés par le malade s'écarte du type ordinaire du ramollissement. Aussi, comme nous allons le voir, peut-on s'attendre à méconnaître complètement la lésion dans les cas où les symptômes n'ont pas une intensité suffisante pour attirer l'attention ; le ramollissement devient alors une surprise d'autopsie.

Nous pouvons d'ailleurs dire dès maintenant que, dans tous ces cas, il est plus facile de diagnostiquer le siège de la lésion que d'en déterminer la nature.

Nous nous occuperons d'abord des ramollissements juxta-rolandiques, en prenant comme exemple notre observation inédite. On est en présence d'un malade qui éprouvait depuis quelque temps des maux de tête et qui est frappé d'un ictus à la suite duquel il reste paralysé pendant quelques heures : la mort arrive après une autre attaque apoplectiforme. Dans d'autres cas, les paralysies passagères sont remplacées par des crises jacksoniennes. Devant une pareille séméiologie, il est rare que l'on songe d'abord à un ramollissement et plusieurs hypothèses se présentent immédiatement à l'esprit.

On songe à une artérite cérébrale syphilitique attei-

gnant les branches de la sylvienne qui se distribuent à la
zône rolandique et interrompant par moments la circulation dans le territoire de cette zône motrice ; mais dans
le cas de syphilis cérébrale, la céphalée accusée par le
malade aurait été autrement intense et aurait présenté les
caractères bien connus de la céphalée syphilitique : douleurs intenses apparaissant le soir ou dans les premières
heures de la nuit pour disparaître vers le matin. De plus,
ce qui est plus important, le malade n'avait aucun commé-
moratif ni aucun stigmate de syphilis.

On pourrait penser à une tumeur cérébrale irritant par
moments les centres moteurs ; mais la céphalalgie aurait
été plus violente ; il y aurait eu plutôt de la dépression intellectuelle que de l'agitation : et surtout on aurait pu
observer les vertiges, les vomissements, la stase papillaire qui se rencontrent si souvent dans les tumeurs cérébrales.

On éliminera aussi la paralysie générale ; sans doute,
elle peut produire des paralysies transitoires survenant à
la suite d'un ictus apoplectiforme, ou bien des crises épileptiformes. Le malade peut aussi présenter de la céphalalgie ; mais dans la paralysie générale, cette dernière
revêt ordinairement la forme de la migraine ophtalmique ;
de plus, on constate de l'inégalité pupillaire, un tremblement caractéristique, l'embarras de la parole ; enfin des
troubles psychiques débutant sous la forme d'idées de
tristesse ou de satisfaction pour arriver jusqu'au délire
ambitieux ou au délire hypocondriaque.

Pensera-t-on à un abcès du cerveau ? mais alors la céphalalgie du début aurait été plus intense, accompagnée de
fièvre, et on aurait vu s'installer des paralysies durables
au lieu de la parésie fugace de notre cas.

S'agit-il d'une hémorragie? mais l'hémorragie se fait très rarement sur l'écorce cérébrale; l'ictus est accompagné d'une chûte de la température et les paralysies ne disparaissent pas de longtemps.

Enfin, nous rejetterons l'hypothèse d'une méningite qui, du reste, serait plutôt à discuter dans le cas où on aurait eu affaire à des crises épileptiformes. Quoi qu'il en soit, on est loin du tableau de la méningite avec la fièvre intense, les vomissements, la céphalalgie atroce, le strabisme ou l'inégalité pupillaire, la raie méningitique, etc.

Quant au coma urémique ou diabétique, il est facile à éliminer du moment que l'analyse des urines ne donne pas de résultats.

Il ne nous reste donc que le ramollissement, et l'hypothèse d'une thrombose dans la région préfrontale explique très bien comment la lésion est restée à peu près silencieuse, ne se traduisant que par des parésies lorsque survenaient des poussées de congestion.

Plus difficile encore sera le diagnostic de ramollissement des parties antérieures du lobe frontal. Dans ce cas, la lésion peut rester latente, et, par suite, être entièrement méconnue; les troubles psychiques ou démentiels peuvent être réduits à un degré si faible qu'ils passent inaperçus, et c'est là, croyons-nous, ce qui doit arriver fréquemment. On peut hasarder le diagnostic de ramollissement en face d'un vieillard dont les artères sont athéromateuses, le visage sans expression, l'aspect général déprimé, l'intelligence complètement affaiblie, tous ces symptômes étant coupés par quelques ictus apoplectiformes; mais on ne peut guère baser le diagnostic sur les troubles démentiels, qui sont loin d'être caractéristiques du ramollissement.

L'amnésie progressive, qui est un de ces troubles les plus importants, se retrouve presque identique dans la paralysie générale; là aussi, elle s'étend à toutes les classes de souvenirs et les détruit en commençant par les plus récents. On retrouve aussi dans la paralysie générale, l'affaiblissement de la volonté et de l'attention, le changement de caractère. On devra donc rechercher les autres symptômes de la paralysie générale, et se baser sur l'inégalité pupillaire, l'embarras de la parole qui est hésitante, scandée, avec des achoppements, des répétitions au milieu de certains mots; le tremblement, l'incoordination motrice, etc.

Cependant, il y a des cas où le diagnostic sera forcément erroné ou incomplet; Cullerre (1) a publié des observations dans lesquelles coexistaient les lésions de la paralysie générale et du ramollissement jaune. On trouve, d'une part, « des adhérences corticales plus ou moins généralisées, des granulations épendymaires, l'épaississement des méninges, le ramollissement de la substance grise et l'induration de la substance blanche; d'autre part, on trouve l'athérome plus ou moins prononcé du système artériel, des anévrysmes miliaires et des foyers plus ou moins étendus de ramollissement jaune. »

Tout aussi difficile sera le diagnostic du ramollissement préfrontal avec la neurasthénie chez les vieillards, et on ne pourra bien souvent que rester hésitant entre ces deux hypothèses.

Le diagnostic des ramollissements, se traduisant par une aphasie sensorielle, sera fait plus facilement que les précédents. Nous mettons à part les cas où la cécité verbale

---

(1) *Annales médico-psychologiques*, 1882.

ou la surdité verbale sont très peu accusées ; de même les cas de cécité verbale chez un illettré : il est évident que la lésion passera inaperçue. Mais si on observe la surdité verbale ou la cécité verbale suffisamment nettes chez un sujet qui a éprouvé une ou plusieurs attaques apoplecti-formes, il est probable qu'il s'agit d'un ramollissement. C'est, en effet, la plus fréquente des lésions de l'écorce, tandis que l'hémorragie corticale est une rareté. On pour-rait plutôt penser à une tumeur cérébrale ; mais il est rare qu'elle se développe sans son cortège de symptômes habi-tuels : céphalalgie intense, stase papillaire, vertiges, etc.

De plus, on examinera l'état des artères du malade ; on recherchera l'athérome et ses diverses causes par un inter-rogatoire minutieux ; on fouillera les commémoratifs, de façon à découvrir les moindres manifestations de la syphilis. Enfin, on auscultera le malade, pour ne pas risquer de négliger une lésion valvulaire qui aurait pu envoyer un embolus dans les artères cérébrales. On arrivera peut-être ainsi à découvrir une cause de ramollissement.

On fera les mêmes recherches pour la blépharoptose et la déviation conjuguée ; cette dernière est précédée très souvent d'un ictus hémorragique. On différenciera les deux ictus par l'abaissement de température qui se produit dans le cas d'hémorragie.

De même, enfin, pour l'hémianopsie et la cécité corti-cale ; mais il importe de remarquer ici que l'hémianopsie peut être confondue avec l'amblyopie, surtout par un malade dont l'intelligence est peu cultivée ; dans ce cas, si l'hémianopsie n'est pas accompagnée de symptômes plus alarmants, elle pourra passer inaperçue.

# CONCLUSIONS

I. — Les ramollissements extra-rolandiques ont une symptomatologie particulière selon la région de l'écorce dans laquelle ils se produisent.

II. — Les ramollisssements juxta-rolandiques se traduisent par des paralysies passagères ou des crises jacksoniennes, lorsque des poussées de congestion empiètent sur la zone motrice.

III. — Les ramollissements du lobe frontal ne produisent que des troubles psychiques, des troubles démentiels ou bien restent absolument latents.

IV. — Les ramollissements du lobe temporal sont souvent la cause de la surdité verbale qu'ils ont pour beaucoup contribué à faire connaître.

V. — L'histoire des ramollissements du lobe pariétal et du pli courbe est intimement liée à celle de la cécité verbale de la blépharoptose corticale et de la déviation conjuguée de la tête et des yeux. Ils interviennent fréquemment dans les discussions qui se sont élevées au sujet de la localisation de ces centres.

VI.— Le centre cortical de la vision est bien connu depuis qu'on a vu des ramollissements limités au cuneus et à la scissure calcarine produire l'hémianopsie ou la cécité.

VII. — D'après la simple énumération des questions précédentes, on voit que le ramollissement est une des lésions qui ont le plus contribué à bien établir la doctrine des localisations cérébrales ; il occupe une place des plus importantes parmi les lésions de l'écorce qui ont permis de préciser le siège des centres sensoriels.

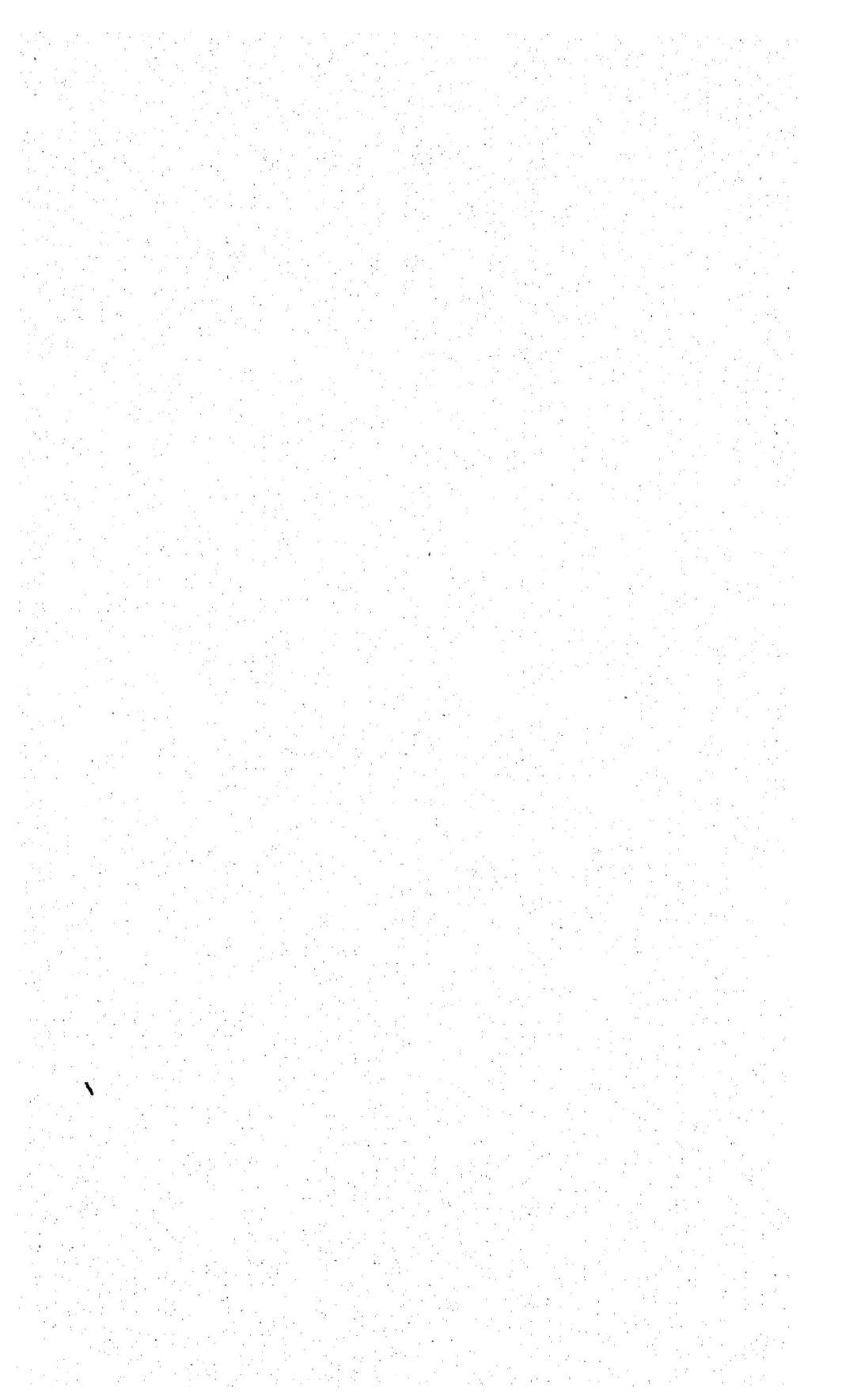

# INDEX BIBLIOGRAPHIQUE

BALLET. — Le langage intérieur et l'aphasie. — Thèse d'agrégation, 1886.

BAUDRON. — De la possibilité d'un diagnostic précoce de la paralysie générale. — Thèse de Paris, 1891.

BERNARD. — De l'aphasie et de ses diverses formes. — Thèse de Paris, 1881.

BIANCHI. — The funk of the frontal lobes. — Brain, 1895.

BLANC. — Sur le centre de la déviation conjuguée. — *Lyon-médical*, 1886.

BOUVERET. — Cécité par lésion corticale. — *Lyon-médical*, 1887.

CHARCOT et PITRES. — Contribution à l'étude des localisations dans l'écorce des hémisphères cérébraux. — *Revue de médecine et de chirurgie*, 1887.

CHARCOT et PITRES. — Étude clinique de la doctrine des localisations. — *Revue de médecine*, 1883.

CHARCOT et PITRES. — Les centres moteurs corticaux, 1895.

CHARON. — Foyers de ramollissements et troubles psychiques. — *Archives de neurologie*, 1899.

CHAUFFARD. — Ramollissement du pli courbe, blépharoptose. — *Revue de médecine*, 1881.

CHOUPPE. — Des localisations cérébrales, déviation des yeux et rotation de la tête à la suite de lésions des centres nerveux. — *Gazette hebdomadaire de médecine*, 1870.

CULLERRE. — Démence paralytique et ramollissement jaune. — *Annales médico-psychologiques*, 1892.

CHARCOT, BOUCHARD, BRISSAUD. — Traité de médecine, tome VI.

6

Déjerine. — Sur un cas de cécité verbale avec agraphie. — Soci
    de biologie, 1891.

Déjerine et Vialet. — Sur un cas de cécité corticale. — Soci
    de biologie, 1893.

Durand-Fardel. — Traité du ramollissement cérébral, 1844.

Durand-Fardel. — De la congestion cérébrale dans ses rapp
    avec l'hémorragie et le ramollissement. — *Bulletin de l'A*
    *démie de médecine*, 1848.

Debove et Achard. — Manuel de médecine, t. III et IV.

Grasset et Rauzier. — Traité pratique des maladies du systè
    nerveux, 1895.

Grasset. — Leçons de clinique médicale, 1897.

Grenier. — Du ramollissement sénile. — Thèse de Paris, 1868.

Fernand. — Hémianopsie bilatérale avec autopsie. — Sociét
    neurologie de Paris, mai 1900.

Jeannin. — Embolie du cerveau. — Thèse de Paris, 1893.

Lacroix. — Sur un cas d'aphasie motrice et sensorielle. — *J.*
    *médical*, 1890.

Lancereaux. — De la thrombose et de l'embolie cérébrale
    Thèse de Paris, 1862.

Lemoine. — De la blépharoptose cérébrale. — *Revue de médecine*, 1

Magnan. — Aphasie, surdité verbale. — Société de biologie, 1

Miratlié. — De l'aphasie sensorielle. — Thèse de Paris, 1896.

Netter. — Surdité verbale ; ramollissement de la première circ
    volution temporale. — Société de biologie, 1891.

Oulmont et Zimmern. — Sur un cas de ramollissement de la ré
    préfrontale. — *Archives générales de médecine*, 1898.

Proust. — Différentes formes du ramollissement du cerveau
    Thèse d'agrégation, 1886.

Picot. — Thrombose de l'artère cérébrale antérieure gauch
    *Gazette des sciences médicales de Bordeaux*, 1881.

Picot. — Leçons de clinique médicale, 1892.

Ribot. — Les maladies de la mémoire, 1899.

Rondot. — Cécité subite par ramollissement de la zone visuelle. —
    *Gazette des sciences médicales de Bordeaux*, 1891.

Sérieux. — Cas de cécité verbale avec autopsie. — Société de bio-
    logie, janvier 1892.

ı. — Les troubles de la mémoire, 1897.

ıı. — De la blépharoptose d'origine cérébrale. — Thèse de Lille, 1886-87.

ı. — Ramollissement des centres de la vision. — *Archives générales de médecine*, 1899.

ɛʀ. — Essai sur le ramollissement latent. — Thèse de Paris, 1861.

ı. — Les centres corticaux de la vision. — Thèse de Paris, 1893.

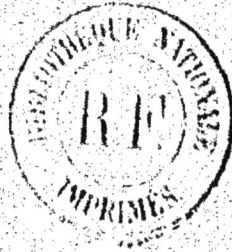

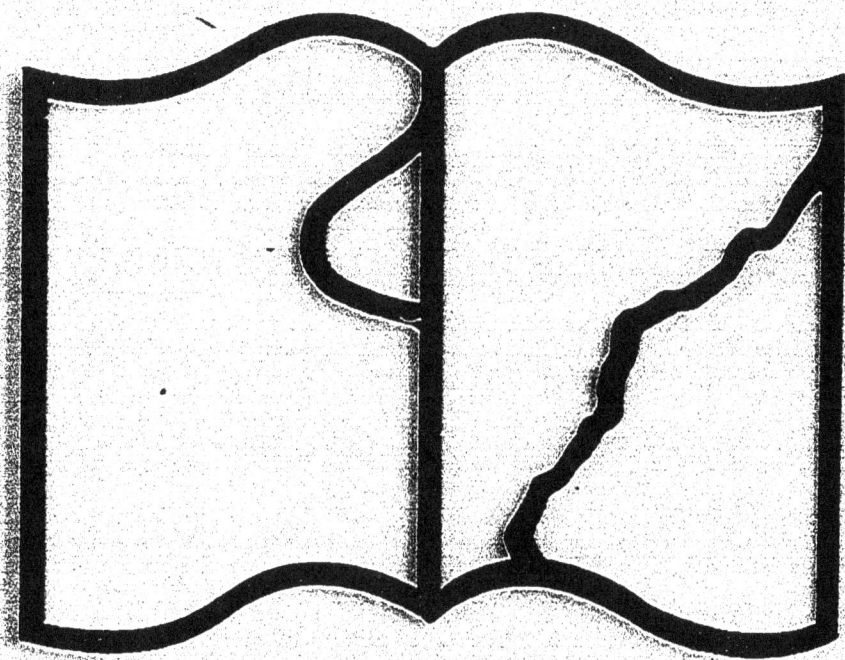

Texte détérioré — reliure défectueuse

NF Z 43-120-11